J'ai décidé de maigrir

Du même auteur

Savoir maigrir, Flammarion, 2002 et 2005 ; J'ai Lu, 2003 ; Pocket, 2012

Au bonheur de maigrir, Flammarion, 2003 ; J'ai Lu, 2004, Pocket, 2012.

Bien manger en famille : les conseils du nutritionniste, les recettes d'une mère de famille, Flammarion, 2005

Savoir manger : le guide des aliments 2006-2007, avec le Dr Patrick Sérog, Flammarion, 2006

Savoir manger : le guide des aliments 2008-2009, avec le Dr Patrick Sérog, Flammarion, 2008

Le Roman des régimes, roman, Flammarion, 2007 ; J'ai Lu, 2009

Objectif minceur : mon programme pour maigrir semaine après semaine, Flammarion, 2009 ; J'ai Lu, 2010

Maigrir, le grand mensonge, Flammarion, 2009 ; J'ai Lu, 2010

Il n'y a pas d'âge pour séduire, roman, Flammarion, 2010

100 recettes plaisirs légers au chocolat : conseils du nutritionniste, le plaisir sans les calories, recettes testées, Flammarion, 2010

100 recettes pour alléger nos classiques, Flammarion, 2010

100 recettes pour mincir sans effort, Flammarion, 2010

100 recettes pour mincir sans avoir faim, Flammarion, 2011

Savoir manger : la vérité sur nos aliments, avec le Dr Patrick Sérog, Flammarion, 2011

Objectif minceur : mon programme pour maigrir semaine après semaine, Flammarion, 2011 ; Pocket, 2012

Les 250 aliments santé et minceur, First Éditions, 2013

Mincir à petits prix, Flammarion, 2013

Osez la gourmandise : mes recettes saines, salées et sucrées pour tous les jours, Prisma média, 2013

Mes meilleures recettes pour mincir de plaisir, Flammarion, 2014

Les Nouvelles Religions alimentaires, Flammarion, 2014

Docteur Jean-Michel Cohen

J'ai décidé de maigrir

Flammarion

« J'ai décidé de maigirir » est une marque déposée.
L'auteur et l'éditeur remercient M6
de leur avoir permis de l'utiliser.

ISBN : 978-2-0813-5382-4

Pour les trois petits trésors de la famille, Nathan, Noam et Lena,

Pour ma famille : Myriam, mon épouse, Stéphanie, Jennifer, Laura et Philippe qui m'accompagnent de leur intelligence et leur délicatesse toute ma vie,

À la mémoire de mon gendre et ami, Grégory, un homme d'exception.

Prologue

Contrairement à ce que l'on entend ici ou là, les Français ne sont en rien lassés des régimes. Au contraire : plus que jamais, incités par la quête d'une meilleure santé, poussés par le désir d'être mieux dans leur corps, plus épanouis dans leur tête, donc à l'aise dans leur peau, ils veulent voir rapidement fondre leurs kilos qu'ils jugent en trop. Hélas, beaucoup d'entre eux, estimant les régimes surmédiatisés peu rassurants et pas efficients sur la durée, en arrivent à douter de tout et à baisser les bras, au risque de ne plus rien faire... Ou, pire, craquent pour des méthodes farfelues parfois dangereuses.

Constatant ces interrogations, comprenant ces lassitudes, je me suis dit qu'il était temps de tout mettre à plat et de proposer une autre vision de l'amaigrissement. Non pas en inventant un de ces régimes prétendument révolutionnaires dont on sait bien, au final, qu'ils ne font que recycler des pratiques connues depuis des lustres par les experts – et dont les dérives et périls à moyen et long termes sont eux-aussi, hélas, célèbres... –, mais en proposant un programme sans danger pour l'organisme, fruit d'années de réflexion comme d'études des innombrables travaux publiés dans le monde sur la question. En somme, d'offrir à chacun – à travers un livre fondé sur ce que l'on sait scientifiquement de la prise de poids et montrant comment mincir sans danger – une méthode inédite et efficace.

J'ai décidé de maigrir, titre qui atteste combien cette entreprise exige de chaque aspirant aux kilos en moins implication et volonté – prétendre le contraire serait mentir ; mincir durablement est possible, mais ce n'est ni simple ni facile –, se veut donc une approche concrète, aisée, étayée, permettant à ceux qui l'adoptent de mincir sainement, profitablement, rationnellement et à long terme. Une méthode destinée à tous et toutes, applicable dans la vraie vie, qui ne vous contraindra pas à manger (cochez les mentions inutiles) *uniquement* de la viande blanche, *seulement* des graines, *exclusivement* du chou, de la soupe, de l'ananas, de l'artichaut, en fonction de votre groupe sanguin, au rythme de votre horloge interne, voire – cela s'est vu – de votre signe zodiacal !

Ce régime, je tiens à le dire d'emblée (refermez l'ouvrage si vous êtes de celles et ceux qui jurent seulement par les propositions assurant un succès immédiat sans effort et recourant à des pratiques étranges), repose sur des vérités intangibles.

Primo : en dehors des solutions chirurgicales, la seule façon viable de perdre du poids est de modifier son alimentation, autrement dit de diminuer sa ration énergétique globale. Je vais vous aider à y parvenir de manière non stressante, intelligente et surtout sur la durée, tant celle-ci est essentielle. La patience est la compagne obligatoire de toute perte de poids un tant soit peu efficace.

Secundo : comme il existe d'autres options que celle que mon éditeur – jamais à l'abri d'un raccourci marketing exagéré – appelle « la méthode Cohen », je pense important de les connaître, les expliquer, les décortiquer, les analyser, afin d'en savoir les atouts et les inconvénients. Votre, *notre* santé en dépend.

Tertio : un régime ne s'improvise jamais ; il faut le penser, y réfléchir, l'adapter à ses envies, bien en envisager les variantes avant de le tester, savoir à quel moment l'entreprendre et à quelle étape l'interrompre.

Quarto : la vraie difficulté, ceux qui ont essayé ne l'ignorent pas, est d'arriver à suivre un régime. Les premiers jours, on est plein d'énergie ; les deux premières semaines, on tient, parce que l'aiguille de la balance baisse ; le premier mois est récompensé par le regard admirateur de sa famille, de ses amis, de ses collègues ; et puis… tout se complique. Après deux mois, on a envie de craquer ; après trois, on se lasse ; après six, on a oublié. Et, ensuite ou parallèlement, on regonfle. Le fameux effet yo-yo survient, terrible, plus tard. Aussi, expliquer ce qu'un amaigrissement sérieusement suivi implique au jour le jour, donner des astuces et méthodes pour se motiver, décrire les paliers de la perte de poids sont des données à appréhender, apprivoiser même. Pour les dompter, les adopter et en tirer le meilleur.

Au bout du compte, je suis convaincu qu'après avoir refermé ce livre, si vous avez suivi ces indications, conseils et recommandations, votre regard sur les régimes aura changé. Et votre tour de taille aussi !

Pourquoi ? Parce que cet ouvrage propose une approche « énergétique » efficace qui ne met pas en danger la santé. Parce que, en plus de réserver certaines surprises (un jeûne de 16 heures intermittent peut être une aide utile sous certaines conditions), en plus de battre quelques idées reçues en brèche (oui, il est possible de se passer du petit déjeuner, alors qu'on nous serine le contraire depuis des décennies ; et même de remplacer un repas de la journée par un en-cas malin), ma proposition ne vise pas à vous contraindre pour vous contraindre, mais, inventive, se veut aisée à pratiquer en ménageant des plages de plaisir.

Je vous fais donc, au terme de ce prologue, une promesse : en lisant *J'ai décidé de maigrir*, chacun pourra se dire que, cette fois, enfin il va... réussir.

Première partie

Osez un régime équilibré et sans tabous

Où l'on découvre qu'un régime équilibré n'est pas obligatoirement synonyme d'ennui culinaire, de morosité nutritionnelle, de monotonie alimentaire.

Où l'on apprend que la volonté est essentielle.

Où l'on entend qu'il ne faut plus avoir peur des régimes.

Où l'on constate que se libérer de certaines contraintes facilite le succès.

Où l'on déduit que, contrairement à des idées reçues, il est possible de supprimer un repas dans la journée, notamment le petit déjeuner.

Où l'on peut lire que le meilleur des régimes est celui qui maintient l'harmonie à long terme et s'adapte aux modes de vie actuels.

Chapitre 1

Osez le plaisir équilibré

Depuis trente ans que j'exerce mon métier de nutritionniste, j'ai pu constater mieux que tout un chacun combien les années se suivent et se ressemblent dès que l'on observe les comportements alimentaires. Combien les modes naissent, s'étalent, s'enflamment, puis s'étiolent et disparaissent… avant de revenir habillées autrement, mais, sur le fond, identiques.

Aux périodes mettant en avant les régimes sans sucre ont toujours succédé celles glorifiant les amaigrissements sans graisse, eux-mêmes remplacés un jour ou l'autre par l'émergence d'une méthode soi-disant miracle qui, à son tour, annonce une ère de « non-régime », durant laquelle plus personne ne croit à aucune solution.

Eh bien, aujourd'hui, nous baignons dans ce no man's land où rien n'est cru, rien n'est suivi, rien n'est audible. Où les médias ne présentent aucune méthode, sevrés d'avoir trop léché, lynché puis lâché (avec une frénésie aussi excessive dans la louange qu'exagérée dans la descente en flammes) les préceptes professés par l'un de mes confrères voici trois ou quatre ans. Où beaucoup de personnes ayant succombé aux attraits de méthodes censées faire des miracles en sont revenues, parce que les engagements avancés à grand fracas ne tenaient pas sur la durée et parce que (j'insiste lourdement, mais mieux vaut le dire et redire que le taire) mincir n'est pas forcément un plaisir, surtout si l'on s'y prend mal. Où, autre influence négative, la crise économique place au rang des préoccupations secondaires, voire subalternes, chez certains la volonté de perdre des kilos. Bref, l'ère du « no régime » a repris ses droits.

Sans désir, rien de possible

Soit. Mais si la loupe médiatique ne se polarise pas, actuellement, sur cette question, faut-il pour autant croire que plus personne ne serait taraudé par le désir de maigrir ? Que, du jour au lendemain, cette volonté-là, si profonde, aurait disparu de la tête des Français ?

Bien évidemment non. Si cette préoccupation n'est pas aussi prégnante qu'avant, elle demeure forte. Quand j'entends les patients venus me consulter évoquer le drame qu'ils ressentent en montant sur une balance ; quand je vois à quelle vitesse ce thème émerge dès que l'on se met à table avec des amis ; quand je constate la récurrence des questions sur le sujet si je suis face à un public ou des auditeurs dans une émission ; quand je découvre l'effroi des parents qui s'inquiètent de la progression de l'obésité en France, et particulièrement celle des enfants… force est de constater que mincir reste une quête sacrément répandue.

Un souhait permanent qui, toutefois, s'accompagne d'une exigence nouvelle : conscients de s'être fourvoyés dans des régimes pas toujours orthodoxes ou pas forcément efficaces sur la durée, nombre de personnes souhaitant entamer (ou reprendre) un amaigrissement veulent que celui-ci soit mesuré, modéré, sain, en un mot « équilibré ». Pas de trash, pas de mono-alimentation, pas d'extravagance nutritionnelle : le règne du bon sens renaît.

Vive l'équilibre !

Ce qui ne peut que me réjouir puisque d'une alimentation équilibrée, je me fais le porte-parole depuis toujours. Diminuer la consommation globale d'énergie d'un individu tout en maintenant des apports journaliers corrects constitue une approche saine, sereine, la seule efficace à long terme.

« OK, mais en quoi vous différenciez-vous alors ? » grogneront les sceptiques, accrochés à la moindre annonce spectaculaire qui, à leurs yeux, doit signaler une nouveauté, sous peine de faire passer celui qui ne s'y résout pas pour un has-been, voire quelqu'un qui n'apporte rien.

Ma différence, écrivons-le d'emblée, ne sera pas sur le fond du régime lui-même, mais sur certaines de ses astuces et trouvailles, sur sa forme globale et sa façon de le rendre accessible. Je ne cherche pas à « bourrer le mou » des patients et aspirants au régime en leur vendant des vessies pour des lanternes, comme tant d'autres ; je ne vise pas, sans le dire, à faire passer du vieux pour du neuf à coups de ripolin marketing ; j'assume, je défends et je remets en évidence une vérité scientifique (l'équilibre seul permet de maigrir durablement) en l'adaptant aux vies quotidiennes actuelles, en intégrant dans cette démarche globale éprouvée des découvertes récentes, en proposant des menus, des recettes, la mise en évidence de tel ou tel aliment, tous compatibles avec nos modes de fonctionnement et d'alimentation contemporains. Car, en ligne de mire, à mes yeux une seule chose compte : non pas flatter mon ego et séduire les gogos en inventant un régime si radical et étrange qu'il en deviendrait dangereux, mais promettre à ceux qui essaieront ma « méthode » de perdre *enfin* du poids efficacement, durablement.

Le surpoids, mal du siècle

Ne nous cachons pas derrière notre petit doigt. Bien que ce thème soit moins présent dans les colonnes des journaux, le surpoids s'impose comme l'un des problèmes majeurs de santé publique de nos sociétés développées. Et inutile de se voiler la face : c'est l'augmentation de la consommation calorique qui provoque ce surpoids.

Un exemple vaut toutes les démonstrations : en l'espace de trente ans, aux États-Unis, la consommation alimentaire quotidienne est passée de 2 000 à 2 600 calories. Durant la même période, les experts ont observé 40 % d'augmentation du nombre de personnes atteintes de surcharge pondérale. Quant à l'obésité, elle a carrément triplé sur ces trois décennies. Avec des conséquences sanitaires graves : maladies cardiovasculaires, respiratoires, difficultés à se déplacer, etc.

À quoi est due cette explosion ? À une trop grande abondance alimentaire certes, mais aussi aux nouveaux modes de fabrication des produits industriels. Autrefois, au « bon vieux temps » de la nourriture de proximité (les légumes venus du jardin, la viande achetée chez le boucher du coin, dont on pouvait espérer qu'il se fournissait chez un producteur ne la trafiquant pas), quand on avalait une portion, on voyait et savait ce que l'on mangeait : la salade ou les pommes de terre déterrées à deux pas, le bœuf du pâturage proche. Ce qu'on savourait n'inspirait pas méfiance. Or, aujourd'hui, rien n'est moins évident. Pire, on découvre des aliments dans des préparations qui ne devraient absolument pas en contenir.

Regardez le sucre : auparavant, son usage était réservé aux bonbons, aux gâteaux… Mais, désormais, on en trouve dans les céréales, les sauces, les yaourts, les boissons, les pizzas, les plats préparés, bref presque tout. Si on ajoute à cette consommation cachée les 35 grammes, c'est-à-dire sept carrés, de sucre que nos ados absorbent en buvant la moindre canette de soda non light, l'ampleur des dégâts apparaît !

Il y a le sucre, mais aussi les graisses innombrables, les substances bizarres que les étiquettes nous font découvrir dans tous les produits peuplant les rayons des supermarchés, les ajouts improbables, les matières que l'on ne connaissait pas voici une génération, mais qui ont colonisé la moindre conserve… Nos parents ignoraient par exemple l'existence de l'huile de palme et n'en avalaient jamais ; mais combien de temps a-t-il fallu avant de constater qu'elle colonisait la plupart de nos aliments industriels sans que nous le sachions, la voyions ni ne prenions conscience de ses dégâts sur nos santés ? Or elle, comme d'autres, n'est vraiment pas bonne pour le poids.

Quand on ajoute aux apports caloriques dissimulés les facteurs génétiques, quand on pense à la répercussion de l'effet yo-yo des multiples régimes pratiqués au cours d'une existence, on réalise mieux les difficultés à maigrir constatées par chacun au fil des années. Le surpoids est bien là, il est de plus en plus difficile de s'en prémunir et de s'en défaire.

Or, si les connaissances médicales et scientifiques progressent, les solutions concrètes et grand public ne sont pas au rendez-vous. Un vide dans lequel les charlatans ou les vendeurs de potions miracles s'engouffrent, pièges où les esprits un peu perdus tombent, poussés par l'espoir d'avoir trouvé *la* solution !

L'exigence de l'équilibre

Cette solution existe, en vérité. Mais elle n'est pas miraculeuse au sens où, comme on l'entendait autrefois, elle agirait illico presto, en un tournemain. Il n'y a pas de recette, méthode, médicament ou boisson magiques capables de faire perdre dix kilos en dix jours ad vitam aeternam sans péril pour la santé. Seuls – j'insiste – une pratique nutritionnelle *équilibrée*, un régime savamment étudié et *équilibré*, des menus scientifiquement élaborés portés par une vision globale *équilibrée* donnent des résultats fiables.

Moi-même, depuis des années, je décline des modèles de régimes *équilibrés.*

Un *équilibre* qui ne se traduit pas – comme trop de confrères le pratiquent – par une austérité totale, par le rejet de certains mets, par des interdits, des oukases, des bannissements. Au contraire, je milite pour un régime audacieux avec, parfois, des propositions que d'aucuns jugeraient iconoclastes, trop imprégnés qu'ils sont des interdits érigés à certaines époques par des ayatollahs du Caddie®.

Ainsi, en opposition avec nombre d'idées reçues, je clame (et montre) que l'on peut maigrir de manière équilibrée sans sacrifier certains des aliments qui font le sel de la vie, le bonheur du repas, donc du quotidien, et procurent cette énergie vitale à tout régime : le plaisir. Et ce en intégrant et tournant autour d'éléments simples jusque-là bannis à tort, comme les féculents, le pain, voire le chocolat, les hamburgers…

Et j'explique que la règle des trois repas par jour, rabâchée depuis des décennies, soi-disant ancrée dans toutes les familles, n'est plus un modèle forcément adapté à notre époque ; en tout cas qu'on peut la changer dans le cadre d'une entreprise d'amaigrissement maîtrisée.

Cela vous intrigue, voire vous surprend ou vous choque ? Tant mieux, la première étape psychologique pour entamer efficacement mon régime est dès lors franchie : maigrir ne devant pas être une énième répétition ou reproduction des autres essais que vous avez entrepris, au moins votre appétit d'en savoir plus est titillé !

Et comme proposer l'équilibre n'implique pas de professer l'ennui, comme il faut savoir briser à bon escient des tabous irrationnels, vous verrez aussi dans cet ouvrage que l'on peut suivre un régime sain qui ne vous affame pas, découvrir de nouveaux goûts, et que mieux vaut varier son alimentation pour éviter de créer des carences alimentaires ou un isolement social. En d'autres termes : le régime que je vous invite à découvrir est celui que l'on démarre avec énergie et que l'on suit et poursuit avec plaisir.

CHAPITRE 2

Osez prendre votre corps en main

L'équilibre, bien sûr. Le plaisir, évidemment. Mais dans l'équation permettant d'aboutir à un régime qui fonctionne, il est une autre donnée à prendre en compte : la volonté.

Intituler cet ouvrage *J'ai décidé de maigrir* n'est en rien anodin. Le « je » comme le recours au verbe très actif « décider » traduisent ma démarche et impliquent un double sens volontaire.

Essayer de maigrir, je sais réellement ce que cela veut dire

Premièrement, cela signifie qu'un régime je sais ce que c'est professionnellement, mais aussi personnellement. J'en connais les difficultés, les affres, les étapes pour les constater chez mes patients, mais aussi parce que, moi-même, la traque aux kilos superflus, je tente de la mettre en pratique.

Étant gourmand, régulièrement je m'astreins à des périodes light, avec les phases de conquête et de désappointement que chacun endure. Ce que tous les pratiquants des régimes vivent, subissent, supportent, je le vis moi-même intimement, et non selon une approche désincarnée, purement doctrinale, professorale, sans lien avec le vécu. L'émotion ressentie quand il convient de se priver du meilleur des plaisirs (manger ce que l'on veut et qu'on aime), cette pression-là, je l'éprouve tout comme vous.

Fort de cette connaissance des obligations et effets d'un régime, j'ai tenu à tester en personne la nouvelle méthode que je vous propose. Là encore, à la théorie j'ai souhaité greffer une pratique personnelle, tant on ne professe et explique bien que ce que l'on connaît au plus près.

Un choix personnel

Recourir au mot « décider » dans l'intitulé de cet ouvrage traduit une autre obligation à la réussite durable d'un régime : la volonté. On peut entamer un amaigrissement, parce que la pression sociale est forte, parce qu'il existe une réelle (et injuste) discrimination à l'égard des personnes en surpoids, bref parce que la société ne cesse de nous inciter à mincir, mais concrètement ce défi intime ne sera jamais remporté si, au plus profond de soi, on n'est pas convaincu que c'est pour son bien. Entamer un régime est d'abord, avant tout, un acte intime, personnel, une démarche ancrée sur une volonté. Pour bien maigrir, il faut avoir « décidé de maigrir ».

La motivation, l'engagement sauront se lier à la réduction alimentaire, à un changement de pratique nutritionnelle, à de l'activité physique pour nous (vous) faciliter la tâche, mais sans eux rien n'est viable.

Rien n'est viable pour perdre des kilos… et surtout pour ne pas en reprendre. Car si maigrir est difficile, il s'avère plus complexe et pénible encore de ne pas regrossir. Une fois l'amaigrissement achevé, le travail n'est pas, hélas, pas terminé ; stabiliser la perte de poids exige de chacun une modification, un aménagement de son alimentation à long terme.

Cette exigence, je l'ai évidemment elle aussi prise en compte dans l'élaboration de ma nouvelle méthode.

Mini-sondage

De fait, avant d'entamer l'écriture de l'ouvrage que vous avez entre les mains, j'ai posté sur un réseau social une question à mes « amis ». Objectif : leur demander ce qu'ils attendaient précisément d'un régime, à part la fonte des kilos.

Eh bien, la réponse la plus fréquente fut : « Retrouver confiance en moi », ou son dérivé : « Avoir une meilleure image de moi ».

Ai-je été surpris ? Évidemment non, puisque cette motivation, chaque jour dans mon cabinet je la devine ou l'entends.

Force est d'en déduire que le résultat recherché par les aspirants à l'amaigrissement se révèle tout autant psychologique qu'exclusivement physique, tout autant dans la tête, par rapport aux autres et à soi, qu'uniquement visuel. Or c'est sans doute la raison pour laquelle tant de personnes enchaînent régime sur régime sans être jamais satisfaites : elles débutent sans conviction profonde clairement identifiée, n'ont pas décelé leur véritable motivation. Mincir pour être seulement plus fin n'est jamais une garantie d'amaigrissement durable, car cette exigence-là n'est en rien suffisante. La motivation, OK, mais y ajouter plusieurs raisons liées à une volonté farouche, voilà les atouts permettant d'atteindre un résultat viable.

Quand je me retrouve face à un déçu des régimes, je lui demande d'emblée : « Aviez-vous *vraiment* décidé de maigrir ? » Surpris par la question, inévitablement il répond : «Bien sûr que je souhaitais perdre du poids ! ». Ce dont je ne doute pas, même si je pense que son « J'ai décidé de maigrir » n'avait pas été assez puissant, assez analysé pour en accepter les contraintes sur la durée. Si, dans l'esprit d'un candidat à la perte de kilos, le « J'ai décidé de maigrir » signifie aussi : « J'ai la volonté d'aller mieux », « Il me faut me retrouver moi-même », « Avoir enfin une meilleure opinion de moi est essentiel », « Sonne l'heure de tout changer dans ma vie », « Enfin je vais séduire » ou « Cette fois, il est temps d'agir contre le vieillissement », alors les chances de réussir s'accroissent.

L'ennui, c'est que nombre de personnes n'imaginent pas ou n'osent pas avouer que, pour elles, entreprendre un régime ne découle pas seulement de raisons esthétiques. Beaucoup peinent à reconnaître, comme s'il s'agissait d'un tabou, avoir envie de maigrir parce qu'elles sont poussées par bien d'autres explications.

Prendre son corps en main implique, au préalable, d'être au clair avec son esprit. Oser se poser les bonnes questions, s'auto-analyser avec franchise est en somme essentiel avant d'entamer tout régime, le mien comme d'autres.

À bon entendeur, salut !

Chapitre 3

Osez ne plus avoir peur des régimes

Derrière toute demande d'amaigrissement se cache donc, dans la plupart des cas, une attente personnelle, intime, qu'il est important de déceler, mettre au jour, puis satisfaire.

C'est ce qui arrive lorsqu'une personne me consulte en vue d'obtenir une perte de poids modérée : sa volonté de maigrir va bien au-delà du chiffre inscrit sur la balance.

À nous, praticiens, revient donc la charge, la mission même, de mettre au point des techniques dans lesquelles la frustration (inhérente à toute restriction alimentaire) ne sera pas trop importante.

À nous, nutritionnistes sérieux, d'inventer des régimes sains, des méthodes équilibrées aisées à suivre afin que le patient puisse atteindre son objectif, quel qu'il soit.

À nous, médecins expérimentés, non pas d'imposer un système si drastique qu'il serait d'emblée voué à l'échec, mais d'imaginer la manière de rendre un changement d'alimentation agréable, compatible avec la vie quotidienne et surtout encourageant, motivant.

Dès lors, le régime ne fera plus peur. Non seulement parce qu'il paraîtra faisable, mais aussi parce que le patient détiendra les outils lui permettant de comprendre sa perte de poids.

Comprendre comment et pourquoi on maigrit permet d'éviter de se lamenter sur la lenteur de la fonte des kilos, voire sur les raisons d'une reprise de ceux-ci, phénomènes normaux dans tout régime.

Les craintes, comme les contraintes, lorsqu'on veut entamer et gagner la bataille contre les surplus superflus, il faut les é-li-mi-ner !

Chapitre 4

Osez vous libérer des contraintes

On le sait, les régimes nécessitent un peu de précision – j'insiste bien sur le « un peu ». Chaque aliment consommé possède une valeur calorique et, comme je ne vais cesser de le répéter tout au long de ce livre même si certains s'amusent à le contester, seule la différence entre ce qui est consommé et ce qui est dépensé permettra – ou pas – un amaigrissement.

Pour autant, suivre un régime avec succès implique de se sentir à l'aise avec lui. Autrement dit, plus on modifie sa façon de manger, plus on bouleverse ses habitudes nutritionnelles et son mode de vie sous prétexte d'entamer une cure d'amaigrissement, moins on a de chances d'obtenir un succès. Trop de contraintes tue la motivation. L'expérience m'a montré que la réussite d'un régime passe par la préconisation de techniques simples, correspondant à nos réflexes ou nos modes de fonctionnement alimentaires. Bref, en adéquation avec notre façon de manger.

Nos modes de vie changent, les régimes doivent changer aussi

Or, en 2015, qui se nourrit encore comme il y a trente ans ? Parce que nos modes d'alimentation ont été sacrément bousculés depuis l'émergence et la généralisation des fast-foods, du snacking, des plats tout prêts, etc., il faut que les régimes s'adaptent. Proposer des méthodes d'amaigrissement incapables de prendre en compte ces évolutions des habitudes et des mentalités est aussi inopérant qu'inefficace et frustrant.

Dès lors, comme rien ne remplace un régime équilibré dans le cadre d'un amaigrissement sain et dire régime équilibré signifie régime dans lequel sont incorporés la quasi-totalité des aliments, il convient de proposer une méthode adaptée au monde moderne intégrant la profusion de plats et mets que chacun constate et apprécie.

Mais le hic de tous les régimes équilibrés proposés jusqu'ici était d'imposer un pensum quotidien : le calibrage extrêmement précis des aliments ! Il convenait en effet de les peser pour déterminer leur valeur calorique et pouvoir, ainsi, suivre pas à pas les apports journaliers.

Ce calcul, aujourd'hui, le public le rejette massivement. Car il le vit comme une servitude, un esclavage même, rompant tout lien avec le plaisir alimentaire. Faire ses courses de manière raisonnée, observer de très près sa nourriture, apprendre à cuisiner, y passer du temps, être patient, peser et calculer la moindre calorie, nécessités des régimes équilibrés, ne sont plus, dans nos sociétés adeptes du « tout, tout de suite », des astreintes acceptables. On peut le regretter, mais cette vérité est à prendre en compte lorsqu'on a pour tâche de venir en aide à ses patients ou lecteurs.

Face à ces corvées, combien de ceux ayant envie de mincir ne sont-ils pas alors simplement tentés de… supprimer un repas ! Quoi de plus facile, puisqu'il n'y a plus alors de questions à se poser, de calculs complexes à faire, de pesée des aliments à supporter. D'aucuns pourraient crier que bannir un repas relève de l'hérésie, mais je pense que mieux vaut élaborer un régime en phase avec l'évolution des mœurs que s'arc-bouter coûte que coûte sur des traditions certes bonnes, mais plus adaptées ni adoptées.

Le régime que je développe dans cet ouvrage ose donc briser un tabou nutritionnel ultime : oui, il est possible de supprimer l'un des trois repas quotidiens pour perdre du poids… Sous réserve toutefois de ne pas faire n'importe quoi le reste du temps !

Chapitre 5

Osez supprimer un repas

Qu'est-ce qu'un bon régime ? Une méthode permettant de perdre du poids en provoquant une diminution de la quantité de calories absorbée, mais prenant en compte les habitudes, les goûts, les nouvelles pratiques alimentaires – notamment le fait que nous apprécions les produits que l'industrie nous propose – et intégrant les quelques privations que tout changement de façon de se nourrir induit. En somme, il lui faut trouver le système rendant la plus indolore possible la fonte des kilos.

De fait, les patients qui viennent à mon cabinet tiennent quasiment tous le même discours : ils aimeraient volontiers mincir, mais rêveraient d'en finir avec le calcul des calories, éviter les restrictions alimentaires, se passer de la pesée… Bref, se débarrasser du côté rébarbatif, obsédant, que cette démarche implique à leurs yeux. Comment satisfaire ce désir ? Comment leur procurer ce confort à la fois concret, pratique, stimulant, tout en leur garantissant une véritable inversion de la courbe des kilogrammes et un régime équilibré ?

Après réflexion, une solution liée à l'évolution des modes de vie m'est donc apparue. Puisqu'il faut moins manger pour mincir, au lieu de réduire chaque repas, n'est-il pas tout aussi intelligent d'enlever une partie de celui-ci, voire de supprimer un repas entier ? En clair : passer d'une structure alimentaire à trois repas quotidiens à une autre que je baptiserai « deux repas et plus ». Ou, plus précisément, « deux repas, un en-cas ».

Un tabou qui n'en est pas vraiment un

En formulant cette proposition, je suis conscient de toucher à l'un des piliers de l'alimentation. Mais, dans ce domaine plus que dans n'importe quel autre, je constate aussi que les gens réagissent souvent par réflexe et prennent les idées reçues pour des réalités scientifiques.

Ainsi, combien d'entre nous sont persuadés que le petit déjeuner est « le repas principal de la journée » ? Ce slogan a été tant matraqué qu'il a fini par devenir une vérité universelle inattaquable. Si s'adonner à trois repas par jour est inscrit dans notre culture, celle-ci s'est profondément transformée ces dernières années, avec les changements survenus dans la vie quotidienne : des conditions de travail plus souples, la possibilité d'avoir accès à la nourriture n'importe où et n'importe quand, l'augmentation de la densité calorique des aliments (en partie responsable de la prise de poids) ont fait voler en éclats les réflexes anciens.

Puisqu'on ne renouera jamais avec ce que certains considèrent comme l'âge d'or de la nutrition, celui où la famille s'installait à table, à la même heure, pour des repas partagés et équilibrés savamment mitonnés, mieux vaut intégrer cette réalité et proposer autre chose. Tout aussi équilibré, mais correspondant à la façon de manger actuelle. Cette autre chose, c'est le régime « deux repas, un en-cas ».

Un régime que – redisons-le – j'ai testé personnellement et qui m'est apparu mieux adapté aux manières de manger modernes, donc plus facile et agréable à suivre pour tous. L'astuce ? Pour compenser la suppression du petit déjeuner, il est utile d'introduire une collation que chacun insérera, selon ses goûts, au déroulement de sa journée. Une collation que nombre de personnes adoptent déjà, mais qu'elles ajoutent au petit déj jugé obligatoire… ce qui accroît le nombre de calories absorbées. Un comble, non ?

CHAPITRE 6

Peut-on oser dire non au petit déjeuner ?

Dire non au petit déjeuner, j'ai conscience que cela puisse sembler intrigant, voire iconoclaste. Pour autant, l'option n'est en rien délirante. Mieux, elle repose sur des travaux scientifiques sérieux et fiables qui en valident la pertinence.

La bible des sciences valide

Deux études récentes parues dans des revues scientifiques ont remis en question l'importance et la sacralisation du petit déjeuner.

Le Pr John Deanfield, dont les travaux viennent d'être publiés dans le *Lancet Diabetes and Endocrinology*, démontre ainsi qu'il n'y a aucune nécessité à s'imposer des rythmes alimentaires, construits sur le modèle social traditionnel « à la française » de trois repas par jour. Chaque repas étant une somme d'énergie, qui s'additionne aux autres repas, aucun n'a plus de privilège qu'un autre.

Quant à E.J. Dhurandar, J. Dawson et associés[1], ils expliquent que sauter ou prendre le petit déjeuner n'est en rien un critère de prise ou de perte de poids.

---

1. *American Journal of Clinical Nutrition*, 2014 Jun. 04 ; 100(2):507-513.

Ces recherches s'avèrent d'autant plus instructives qu'elles ont été menées sur des Américains et des Britanniques, adeptes de petits déjeuners relativement riches. Soyons clairs : elles n'ont pas attesté qu'il fallait éliminer ce repas, mais ont considérablement relativisé la notion d'un repas annoncé important au lever, réputé nous protéger de l'obésité, améliorer nos performances physiques et intellectuelles.

Mieux, elles ont mis en évidence le fait que les personnes qui ne prenaient pas de petit déjeuner ne dévoraient pas forcément plus le midi et/ou le soir, ne prenaient pas plus de poids que celles qui petit-déjeunaient, ni ne rencontraient de variations des taux de cholestérol sanguin et de sucre significatives !

Comme quoi, en nutrition, rien n'est jamais figé.

Plongée dans le passé

Un peu d'histoire s'impose.

On l'a oublié, ou on l'ignore, mais la façon de manger a beaucoup évolué au fil des siècles. Notre « modèle » actuel n'est en rien celui de nos ancêtres. Ainsi, au XVe siècle, on ne prenait qu'un repas par jour ; au XVIIIe siècle, deux ou quatre, selon sa condition sociale ; et c'est seulement au XIXe siècle que l'institution des trois repas quotidiens émerge.

Une tradition récente, une sacralisation même qui a durablement servi les intérêts des industriels, lesquels ont, au cours des années, développé pléthore de produits destinés au repas du matin, valorisant, grâce à la publicité et la promotion, ce modèle de structuration alimentaire. S'est ensuivie une ère de promotion de type hygiénique du petit déjeuner, fausse vérité à remettre en cause puisque nous savons que son absence n'a pas une incidence aussi flagrante sur la santé qu'on le pensait.

Nous pouvons donc en déduire que le rythme alimentaire structuré sur le trio petit déjeuner/déjeuner/dîner n'est pas la seule voie possible pour garantir à chacun bonne santé et bonne alimentation.

Petit déjeuner/déjeuner/dîner : un modèle obsolète ?

Tentez une expérience : faites un rapide sondage autour de vous sur la façon dont les gens se nourrissent. Vous vous rendrez compte que peu de personnes s'alimentent suivant le modèle traditionnel recommandé, chacun ayant en fait élaboré son propre rythme. Certains, assez nombreux, ne prennent pas de petit déjeuner ; d'aucuns sautent le repas du midi, par manque de temps, désir de maigrir ou absence d'appétit. D'autres mangent peu le soir, pour, disent-ils, privilégier leur sommeil, maigrir, suivant de leur côté quelques idées reçues fort répandues.

Au final, on constate une incroyable contradiction entre ce que nous entendons tous les jours sur les ondes de radio ou à la télévision – les recommandations sanitaires en matière d'alimentation proférées par les institutions ou les médecins – et les pratiques alimentaires réelles des Français. Or, comme le bon sens populaire ne saurait mentir, s'entêter à vouloir imposer un modèle à des gens qui refusent de le suivre revient à prêcher dans le vide, et, pire, ajoute à la confusion générale.

Puisque nous sommes tous d'accord pour admettre que les évolutions de la vie moderne occidentale (sédentarité, profusion alimentaire, amélioration des conditions de l'habitat, accroissement du temps passé devant les écrans...) imposent de consommer moins que nos ancêtres, ou d'augmenter la pratique d'une activité physique, pourquoi nos manières de manger devraient-elles demeurer figées ?

Aussi, je suis convaincu que la solution pour tous ceux qui souhaitent maigrir consiste à imaginer un modèle alimentaire plus adapté. D'où cette idée du 2+1, à savoir deux repas et une collation, le tout équilibré autant qu'avant.

Principe de précaution

Attention cependant à ne pas jeter le bébé avec l'eau du bain : je ne propose pas cette méthode pour encourager tous les gens à manger de façon anarchique, voire à grignoter toute la journée. Mais il me paraît impératif, pour s'adapter aux désirs de la population, de modifier, comme ce fut le cas par le passé, les rythmes d'alimentation quotidiens.

Le modèle que je suggère consiste à consommer tous les jours deux repas et plus, c'est-à-dire deux repas aux apports caloriques relativement généreux, accompagnés d'un autre plus court que chacun placera comme il veut dans sa journée.

Chapitre 7

Osez un modèle innovant

Afin de pouvoir défendre au mieux ce nouveau modèle, je me suis mis moi-même en situation. Autrement dit, j'ai essayé de l'appliquer ces derniers mois.

J'ai donc supprimé le petit déjeuner.

Que m'est-il arrivé ?

Rien.

Ai-je été à cran toute la matinée, avec le ventre transformé en usine à faim ?

Pas une seconde.

Jamais je n'ai ressenti une sensation d'augmentation de la faim au déjeuner ou au dîner.

En revanche, je me suis autorisé une collation lorsque l'envie de manger m'est venue. Je n'avais pas forcément faim, mais plutôt « envie de manger ».

En transformant mes désirs de grignotage en collations assumées, j'ai, en fait, pu contrôler mon apport calorique sans effort.

Assumer le grignotage

Des confrères ne manqueront pas de crier au loup en lisant ces lignes, prétendant que je me fais l'apôtre du grignotage, cet interdit comportemental reproduit dans tous les régimes.

En vérité, je ne le défends pas ni ne le légitime, je me contente de constater son existence et d'adapter une méthode à cette réalité que vivent toutes les personnes entamant un régime : le grignotage existant, mieux vaut en tenir compte que se voiler la face.

D'autant que les grignotages sont devenus, de nos jours, des mini-repas, avec une fréquence quotidienne exponentielle au fil des années. Si bien que très peu de personnes peuvent actuellement affirmer qu'elles ne grignotent jamais. Aux États-Unis, par exemple, le nombre de grignotages quotidiens peut aller jusqu'à 14. Quid, dans ces conditions, du fameux « rythme alimentaire à la française »… ?

Mieux : ces « débordements » ne m'ont rien coûté en termes d'énergie quotidienne. En supprimant les 250 à 300 calories du petit déjeuner, je me suis créé un crédit de calories que j'ai pu répartir ensuite sur le reste de la journée.

Supprimer plus que le petit déjeuner ?

Peut-on aller plus loin encore ?

Je le pense.

Il est tout à fait envisageable, vie moderne oblige, de supprimer l'un des deux autres repas de la journée, soit le midi, soit le soir.

Des détracteurs diront peut-être que j'exagère, voire délire. Mais comment vivons-nous lorsque nous sommes en vacances ? Comment ceux qui sont au régime s'adaptent-ils durant l'été ? Eh bien, une grande partie supprime le déjeuner, préférant favoriser le petit déjeuner, parce qu'on a plus le temps d'en profiter, et conservent le repas du soir, moment convivial par excellence.

Dans la vie de tous les jours, il est tout aussi facile de ne pas déjeuner. Rares sont les gens qui rentrent chez eux le midi pour manger en famille ; la plupart, vu le temps qui leur est imparti, commandent ou cherchent autour du bureau un lieu de restauration à la fois peu cher, diététique et gourmand, quand ils n'avalent pas un sandwich dans les transports ou devant leur ordinateur.

Dans ce cas, quoi de plus simple que de supprimer le déjeuner et d'instaurer la possibilité d'une collation à n'importe quel moment de la journée ?

Il y a aussi tous ceux qui, parce qu'ils ont à leur disposition une restauration du midi facile, complète et de qualité, préfèrent simplifier au maximum le repas du soir. C'est la technique du potage et du yaourt pour le dîner, que pas mal de personnes admettent pratiquer lorsqu'elles me racontent comment elles se nourrissent.

Pour résumer, il me semble aujourd'hui plus facile, plus en adéquation avec la réalité, d'envisager une stratégie « deux repas et plus ». Elle permettra d'améliorer les deux repas du régime « officiel », tout en prévoyant une collation… à consommer sans culpabilité.

Chapitre 8

Osez l'équilibre à long terme

Comprenez-moi bien : il ne s'agit pas d'abandonner les repères habituels des régimes, mais d'en optimiser les modalités.

Supprimer un repas permet de le transformer en une collation facultative et d'améliorer les deux autres en y transférant l'excédent.

De fait, n'est-il pas plus agréable de prendre un plat en sauce qu'une viande grillée, de ne pas avoir peur de consommer une viennoiserie, de craquer pour un peu plus de pain ou de féculents à un moment... que de tout surveiller en se frustrant à chaque instant ?

En outre – je le sais par expérience –, pour la nourriture comme pour la cigarette, plus le geste est répété, plus il est délicat de se contrôler. Aussi maîtriser deux repas quotidiens sera plus simple que d'en dominer trois.

Sans compter la possibilité offerte de fractionner la collation : je propose vraiment de faire deux repas, un en-cas !

Une idée salutaire à long terme

Cette idée possède une autre vertu : réconcilier les aspirants à l'amaigrissement avec les régimes équilibrés en rendant ceux-ci moins rébarbatifs.

Car je l'ai constaté, ces derniers temps, les personnes prêtes à perdre du poids rejetaient les méthodes équilibrées. Pourquoi ? Parce que celles-ci leurs semblaient trop contraignantes. Résultat, elles reconnaissaient se tourner vers des « solutions » estimées plus simples, plus rapides, sans en voir les inconvénients ni les dangers.

Or, j'insiste, un régime équilibré est la seule option si l'on veut obtenir un résultat durable.

Si n'importe quel régime, même le plus farfelu, suivi à la lettre vous fera à coup sûr perdre des kilos, l'unique manière de conserver un poids idéal est de modifier durablement et en profondeur ses habitudes alimentaires afin de rester à mi-chemin entre le régime et l'alimentation que nous avions auparavant. Mieux, il est illusoire de penser qu'un régime seul suffit à voir ses rondeurs s'enfuir. Les raisons nous ayant conduit à grossir ne vont pas disparaître parce qu'on a décidé de contrôler, un temps, son alimentation. Il faut avoir l'honnêteté intellectuelle de regarder son parcours nutritionnel pour s'en convaincre : quelques mois suffisent pour reprendre tous les kilos envolés lorsqu'on renoue avec ses habitudes alimentaires précédentes sans prendre en compte ni appliquer une éducation nutritionnelle nouvelle.

Or ceux qui adoptent des régimes équilibrés le font souvent en connaissance de cause. N'ignorant pas que le chemin sera long, et même éternel, ils s'appliquent, le suivent avec attention et considèrent la perte des kilos superflus comme la première étape d'une rééducation alimentaire globale et non comme une fin. Ce qui leur permet presque toujours de conserver leur poids plus longtemps que les autres.

Cela écrit, il y a parfois un gouffre entre la théorie et la pratique. D'où la nécessité d'imaginer le moyen de mettre en place de façon accessible une alimentation équilibrée.

DEUXIÈME PARTIE

Pourquoi… ?

Où, avant d'entreprendre sa propre cure d'amaigrissement en suivant le régime que le docteur Jean-Michel Cohen a mis au point, il est important de connaître les méthodes déjà proposées sur le marché.

Où il est répondu à la question « Que faut-il penser des médicaments ? » dans le cadre d'un régime.

Où le point est enfin fait sur l'interrogation lancinante de la plupart des patients : un régime peut-il s'avérer dangereux ?

Bref, où l'on répond à nombre des « pourquoi » que chacun se pose…

CHAPITRE 9

Pourquoi beaucoup de régimes ne marchent-ils pas ?

Nous sommes entrés, depuis plusieurs années, dans l'ère du puritanisme alimentaire. Où tout ce que nous avalons doit être pur, efficace, hygiénique, à la fois doux au goût et bon pour la santé. Où tous les comportements à table doivent traduire une attitude responsable, correspondre à des diktats sanitaires, ne pas déroger à une nouvelle norme. Tout Français n'est-il pas aujourd'hui quasiment dans l'obligation de manger sain, de se farcir cinq fruits et légumes par jour, de ne pas grignoter, de bannir l'alcool, d'éradiquer les graisses, les sauces, le sucré, voire le lait, les œufs, etc. ? Au nom du principe de précaution et d'un hygiénisme au départ salutaire – attention aux risques de cancers, de maladies cardiovasculaires et autres –, on a poussé si loin le bouchon que ces préconisations, pourtant de bon aloi, en arrivent à dégoûter beaucoup de gens et à susciter des réactions inverses. L'être idéal que les médias ou les autorités rêvent de mettre au point ne correspond en rien à l'individu lambda qui, lui, aime le tarama bien gras, les kebabs, le vin, les plats roboratifs, la charcuterie, et j'en passe. Le hiatus est énorme entre le portrait-robot de cet humain pur et la réalité des attentes de nos concitoyens.

Lesquels, loin de cette doxa du 100 % sain, sont, dès qu'ils font un pas, soumis à d'infernales tentations. Nourriture à emporter, snacks sucrés ou salés, supermarchés pléthoriques… comment résister ?

Dans un tel contexte, maigrir devient d'une incroyable complexité. Comment aller contre sa volonté, ses pulsions ? Comment gérer les contraintes de la vie moderne ?

Au final, démarrer une cure d'amaigrissement se transforme en séance de torture à laquelle s'ajoutera par la suite – un comble – une forte culpabilité si on échoue.

Voilà pourquoi la plupart des patients ou des personnes trafiquant leur alimentation dans leur coin passent aisément d'un régime à un autre : elles pensent toujours que c'est la précédente méthode qui est responsable de leur échec, donc que la nouvelle les aidera à arriver au résultat escompté.

Or, des régimes et méthodes, il n'en manque pas.

En voici un panorama non exhaustif mais instructif.

Les régimes hyperprotéinés

Les méthodes hyperprotéinées ont connu leur heure de gloire au même titre que chaque nouvelle technique de régime facile à suivre permettant une diminution du poids visible au plus vite. Car, c'est exact, la perte de kilos constatée lorsqu'on adopte ce type de pratique est rapide.

Elle n'a cependant rien de magique : la fonte des bourrelets et bedaines découle d'une diminution progressive de l'appétit, consécutive à l'excès de consommation de protéines qui, elle-même, entraîne une réduction calorique sans que la personne ne s'en rende compte. Comme la consommation calorique devient moins importante que la dépense, le corps puise dans ses réserves énergétiques, donc dans les graisses, d'où l'amaigrissement.

L'ennui, c'est que ce dernier se fait souvent au détriment de la masse musculaire malgré l'apport en protéines. Ainsi, à l'arrêt du régime, une reprise de 30 à 40 % du poids perdu est rapidement et généralement constatée.

Cette stratégie amaigrissante, outre les problèmes médicaux qu'elle peut engendrer déjà largement décrits par les médias ou moi-même – fatigue, dépression, ennuis rénaux... –, ne correspond en rien à une alimentation normale.

Car une fois le régime terminé, comment gérer la frustration ? Comment maîtriser les tentations générées par l'absorption d'un seul type d'aliments au détriment de tous les autres ? Dès lors, deux choix s'offrent à chacun : soit poursuivre le régime jusqu'à la fin de ses jours, donc se priver d'énormément d'aliments et de beaucoup de plaisir ; soit « craquer », voir son poids augmenter, du coup relâcher tous ses efforts, avec la certitude que rien ne marchera jamais, et reprendre plus de poids que ce qui a été perdu.

Tous les régimes déstructurant le modèle alimentaire au profit d'un aliment ou d'une gamme d'aliments ont forcément, à moyen ou à long terme, un retentissement négatif sur la façon de manger. Le régime hyperprotéiné fait partie de cette catégorie.

Or, la reprise de poids survenue, reste dans un coin de la tête de celui qui estime avoir « flanché » (alors que c'est le régime lui-même qui induit cette « faiblesse ») une redoutable culpabilité d'avoir échoué. Accompagnée d'un désir décuplé de maigrir de nouveau, volonté qui pousse à adopter des régimes plus saugrenus encore, tant les vendeurs de miracle ne manquent pas de ressources ni d'idées inépuisables.

Les régimes dissociés ou monodiète

Si les régimes dissociés sont encore à la mode, malgré leurs échecs avérés, c'est, là encore, parce que leur technique est simple, nécessite peu de connaissances et entraîne peu de contraintes matérielles ou logistiques.

Un régime dissocié consiste à ne faire manger qu'un seul aliment, à chaque repas ou chaque journée. Forcément, cette « monoculture » permet de perdre du poids, puisqu'elle applique le principe de la monotonie alimentaire, laquelle entraîne une réduction de l'appétit et donc une diminution de la consommation. Mais, comme pour les méthodes hyperprotéinées, une fois le régime dissocié achevé, aucune habitude alimentaire n'ayant été acquise, la reprise de poids resurgit rapidement.

L'honnêteté m'oblige à préciser que ce régime n'est pas déséquilibré au sens où les carences n'apparaissent qu'au terme d'une période en général supérieure à sa durée. En revanche, se nourrir exclusivement d'un aliment durant une période donnée non seulement n'améliore ni la santé ni la joie de vivre, mais en plus coupe le patient de toute convivialité.

Rappelons enfin que consommer deux kilos de raisin en une journée correspond à un apport de 1 600 calories, soit l'équivalent d'un sandwich le midi et de féculents le soir. À bon entendeur…

Le jeûne

Stratégie utilisée entre 1975 et 1985, complétée par des protéines pour éviter la perte musculaire, le jeûne revient à la mode. Avec à la clef une perte de poids saisissante.

Ce régime séduit à cause de la rapidité de la perte de poids, en moyenne cinq à sept kilogrammes sur deux semaines, composée pour un tiers de muscles, un autre tiers d'eau et le dernier de graisse. Mais aussi parce qu'il est souvent pratiqué à la campagne, associé à des promenades ou des randonnées, et vécu comme un retour à la nature.

Pour autant, il ne faut pas occulter le caractère très brutal pour l'organisme de la fonte des kilos qu'entraîne ce régime, ni ses conséquences sur le mental : après une période euphorique les deux ou trois premiers jours, survient en effet une phase de fatigue souvent accompagnée de mélancolie.

Par ailleurs, le jeûne ne permet aucune éducation nutritionnelle pourtant essentielle à la durabilité d'un régime et peut s'avérer dangereux chez toute personne rencontrant déjà des ennuis de santé.

Comme cette méthode, au fil des jours, devient progressivement délicate à pratiquer, certains se sont engouffrés dans la brèche, créant des cliniques ou des hôtels, en général assez coûteux (ça fait partie du traitement), où le jeûne se voit couplé à des techniques de relaxation. De telles structures attirent surtout des clients ayant besoin de détente, désireux d'être cocoonés et dont les prises de poids résultent surtout du stress ou des habitudes sociales. L'hôte-patient-client se retrouve dans une situation quasi semblable à celle d'une personne hospitalisée, qui ne pourrait pas manger. D'une certaine manière, on met son appétit en prison.

Hélas, une fois la « libération » acquise (traduction : quand on a quitté les lieux), la prise de poids se révèle quasi immédiate. Ce « régime » n'en est donc pas un pratiqué ainsi.

Hypnothérapie & Co

Contrairement à ce que pensent certains, l'hypnose est loin d'être une nouveauté en termes d'amaigrissement. Et pour cause, cette technique, nous l'avons expérimentée à l'hôpital Bichat dans les années 1980, avec un succès relatif. De quoi s'agit-il ? D'une méthode de suggestion qui suppose que les principes alimentaires de base sont déjà acquis, ce qui n'est pas souvent le cas. On peut donc y avoir recours en complément d'une prescription diététique, mais pas de façon isolée. Elle s'adresse la plupart du temps à des gens rencontrant une ou plusieurs difficultés personnelles – la frontière avec la psychothérapie est très mince.

L'hypnose n'est pas un sommeil, mais plutôt un relâchement de toutes les barrières émotionnelles ; ce qui aide à faire passer des messages et provoquer un conditionnement positif. Cette technique est à rapprocher de celles, très à la mode, que sont la méditation, la sophrologie, voire l'acupuncture ou les massages.

Il est vrai que le pouvoir de suggestion est un pouvoir fort en termes de comportement alimentaire, qu'on l'exerce par l'hypnose ou des aiguilles d'acupuncture. Mais cette méthode ne donnera de bons résultats que si elle est associée à un comportement alimentaire adéquat.

Les régimes sans sucre

Ce type de régime apparaît régulièrement, sous diverses formes selon les périodes. Le principe est simple : supprimer tous les glucides de l'alimentation, c'est-à-dire les féculents, les céréales, le pain, les fruits et les produits laitiers – qui contiennent du lactose, comme les yaourts. Sont autorisés sans limitation les lipides et les protéines.

Voilà une pratique séduisante qui remporte un grand succès. À cet engouement, trois raisons : manger sans sucre ne nécessite aucune réflexion – il suffit d'éviter les aliments interdits –, permet, dans les premiers temps, de se gaver d'aliments traditionnellement bannis lorsqu'on suit un régime (la charcuterie, la viande), et entraîne une perte de poids très rapide, parce que le faible apport en glucides favorise la fonte musculaire, amplifiant l'impression que la graisse s'évanouit aussi.

Mais ne nous y trompons pas : fatigant, ce système restrictif est désocialisant, frustrant en raison de la reprise des kilos qui surviendra inévitablement dès la réintroduction des aliments exclus.

Le modèle sans sucre a connu, connaît et connaîtra nombre de versions et dérivés. La fameuse méthode « Atkins » en est un, au même titre que les régimes hyperprotéinés, variantes déguisées. Mais, quels que soient la pratique et l'habillage, ces régimes entraînent une forte augmentation de la graisse circulant dans le sang. D'où leur condamnation ferme par le corps médical.

Reconnaissons cependant qu'avec les connaissances dont nous disposons aujourd'hui sur les matières grasses, nous pourrions limiter ce danger ; mais ce serait au détriment d'un grand nombre d'aliments, ce qui rendrait ce type de régime encore plus restrictif.

L'index glycémique

Si l'intitulé officiel de cette technique paraît barbare, vous la connaissez à coup sûr bien mieux, tant elle a rencontré le succès, lorsque j'y associe le nom de l'auteur qui l'a portée en France comme à l'étranger : Michel Montignac.

Le principe repose sur l'idée que, comme il existerait de « bons et de mauvais » glucides, il ne faut pas mélanger les aliments qui contiennent les deux à la fois. Les « bons » étant ceux affichant un index glycémique bas, donc avec du sucre qui, par sa forme complexe, passera plus lentement dans le sang. Les « mauvais » sont ceux qui circulent rapidement dans le sang, parce qu'ils ont une forme simple ou semi-complexe.

Outre le fait que l'index glycémique n'a pas réellement démontré son efficacité en termes d'amaigrissement, il semble varier selon les individus, empêchant dès lors d'établir une théorie valable pour tous. Pour autant, il ne s'agit pas en soi d'un régime malsain, dans la mesure où il entraîne une diminution des sucres rapides et valorise la consommation de fibres. Cela dit, la possibilité donnée de consommer à volonté des lipides sous prétexte qu'ils ne sont pas accompagnés de glucides favorise en fait les produits gras, ce qui entraîne les mêmes conséquences néfastes que celles constatées dans le régime sans sucre, en moins dangereux heureusement. Enfin, ce régime est compliqué à suivre car il nécessite plus de connaissances.

Quand on analyse la méthode en profondeur, il apparaît que les rations caloriques finissent par diminuer considérablement et que ce sont elles qui s'avèrent responsables de la perte de poids. Une question vient alors à l'esprit : pourquoi se priver de certaines variétés d'aliments ? Il est tout à fait possible de suivre ce genre de régime sous réserve de maîtriser les bonnes et les mauvaises graisses, c'est-à-dire de favoriser les acides gras polyinsaturés (huile de colza, huile d'olive, margarine...), mais d'éliminer les aliments riches en acides gras saturés, voire d'en limiter fortement la consommation (matières grasses laitières, charcuterie, fromage et viande). Hélas, à partir du moment où on intègre dans nos habitudes alimentaires ce genre de modifications, le principe devient vite monotone et se transforme en régime hypocalorique.

Enfin, la notion unique d'index glycémique ne prend pas en compte la composition globale du repas qui varie en fonction des aliments associés, du type de préparation, de la quantité de fibres, du temps de cuisson.

Les substituts de repas

Contrairement à ce que mes confrères et moi pensions, les régimes à base de substituts de repas n'ont en rien disparu. Certes, ces barres, sachets ou liquides sont un peu passés de mode, mais de telles méthodes resurgissent régulièrement, assorties de nouvelles campagnes marketing, portées par un nouveau produit phare. De quoi attirer de nouveaux adeptes.

De quoi s'agit-il ? En fait, le concept repose sur un procédé simple : remplacer (donc supprimer) un repas classique par l'absorption d'une substance liquide, d'une barre protéinée ou de céréales. Des substituts aisés à conserver et d'une valeur calorique inférieure à tout repas puisqu'ils oscillent entre 150 et 350 calories.

Le principe n'est pas neuf, puisqu'il dérive des diètes protéinées pratiquées dans les hôpitaux au cours des années 1975-1980. La méthode était alors radicale : il s'agissait d'affamer les patients en les soumettant à des régimes de 220 kcal quotidiennes pour les femmes et 320 kcal pour les hommes (contre les 1 400 kcal conseillées pour les premières et 1 600 pour les seconds), repas exclusivement composés d'un liquide protéiné que l'on élaborait soi-même en diluant de la poudre dans de l'eau. Avantages : une perte de poids ultrarapide – de l'ordre de sept kilos par quinzaine –, une extrême simplicité, puisqu'il s'agissait de boire un grand verre de liquide, un état d'euphorie (mais celle des premiers jours était vite remplacée par un état de fatigue intense).

Gros bémol : la reprise de poids était quasi inévitable. À moins de se résoudre à suivre un protocole alimentaire particulièrement lent, fastidieux et pénible, d'abord à 600 calories puis à 900, ensuite à 1 400 calories. Un processus laborieux vite abandonné par les patients.

Les fabricants de produits alimentaires et pharmaceutiques, ayant compris les avantages à tirer de cette mode, ont réussi à « améliorer » le système en proposant non un régime hyper restrictif, mais une boîte de liquide à 300 calories à consommer deux fois par jour, tout en laissant le dernier repas libre. De quoi conserver l'atout de ce régime apprécié des consommateurs : la simplification de la nourriture. De fait, comme on n'a rien à préparer, on avale du tout-prêt. C'est oublier que manger doit être aussi un plaisir, désir de saveur évidemment impossible à assouvir avec des préparations insipides.

Si se restreindre de cette manière est possible, et même admis par le corps scientifique puisqu'elle est difficilement contestable, on peut s'interroger sur son intérêt et son efficacité à long terme. L'expérience a en effet prouvé que prescrire une alimentation comprise entre 200 et 600 calories quotidiennes n'est pas reproductible à l'infini. Que l'organisme comme le cerveau se lassent et craquent. En outre, la méthode s'avère relativement coûteuse. Résultat, ce régime se termine souvent en « eau de boudin », les patients ne le suivant jamais longtemps.

Au fond, les substituts de repas, tout le monde les a essayés au moins une fois dans sa vie… mais personne n'en a appliqué les consignes tant c'est invivable. Un tel régime ne donne donc presque jamais de résultat probant et durable. L'ennui, c'est qu'il alimente le cercle vicieux « échec, culpabilité, reprise de poids, nouveau régime, échec »...

Le mystère de la soupe aux choux

Qui n'a jamais entendu parler de cette recette soi-disant miracle ? Qui n'a pas un ou une amie qui lui a vanté les vertus d'une diète d'une semaine où tous les repas sont remplacés par la consommation de la désormais mythique soupe aux choux, laquelle purifierait l'organisme, ferait perdre des kilos, etc. ? Personne. Pour autant, d'où vient-elle ?

La légende abondamment colportée sur des sites ou le bouche à oreille prétend que Marlène Dietrich serait à l'origine de ce régime étrange pour l'avoir inventé et pratiqué elle-même. Mêler une star à un potage amincissant, comment les adeptes de la moindre recette magique ne pourraient-ils pas craquer ? La vérité est plus prosaïque et l'origine de la recette bien plus récente. Je pense même, et m'en excuse, être (malgré moi) à l'origine de ce potage revisité. Lequel s'est vu repris, déformé, colporté, donc détourné de son sens initial pour se métamorphoser en breuvage miracle...

Qu'on en juge.

Un jour, la rédactrice en chef du magazine *Femme actuelle* me demande de composer un régime original dans lequel il faudrait consommer tous les soirs une soupe différente. À des fins éditoriales, nous décidons de mettre en valeur dans l'article l'une de ces soupes, celle aux choux. Dans notre esprit, il est évident que ce potage, bien que mis en avant, est le hors-d'œuvre d'un repas complet de régime et non la totalité du repas lui-même.

Pourquoi les choux ? Parce qu'à l'époque je m'occupe d'un patient qui joue dans le célèbre film *La Soupe aux choux* et que cela m'amuse de rendre justice à ce légume alors méprisé.

Ensuite… la soupe nous a dépassés. Nombre de lectrices ont pris au premier degré cette recette, l'isolant du reste du repas proposé, ont parlé de ses effets, et le bouche à oreille a opéré. Une pensée magique est née, malgré nous. À tel point qu'aujourd'hui encore, nombre de personnes continuent de suivre ce régime – ce qui ne cesse de me surprendre ! – en ignorant combien il faut l'associer à un repas équilibré !

Car, j'insiste, les lecteurs n'ont pas compris – peut-être n'avons-nous pas été, le magazine et moi-même, assez clairs – que cette soupe constituait une partie du repas et non son intégralité. Pire, la technique a dépassé nos frontières et se pratique désormais dans le monde entier. Plusieurs industriels se sont engouffrés dans la brèche en proposant des soupes aux choux, qui ne sont souvent rien d'autre que des soupes de légumes composées avec un crucifère, tant j'aurais pu proposer le même potage avec du brocoli ou des épinards…

Quoi qu'il en soit, je me dois de redire ce que je ne cesse de clamer : ce régime appliqué ôté de son contexte est totalement déséquilibré, extrêmement restrictif. Même s'il présente l'avantage de contenir beaucoup de vitamines et minéraux, je ne le recommande en rien. Trop pauvre en protéines, comme dans toute méthode déséquilibrée, on verra inévitablement apparaître une prise de poids dès la reprise d'une alimentation normale.

Avec le recul, que dire ? Qu'il est flagrant de constater, une nouvelle fois, combien une technique, parce qu'elle semble simple, facile à reproduire, élaborée avec un aliment à connotation « magique » digne d'un élixir ou vu comme le grigri d'un sorcier, a toutes les chances de séduire. Voilà donc comment on peut répéter à l'infini des systèmes qui servent surtout à faire tourner le commerce et à abuser les gens.

J'attends le prochain avec impatience, car il ne manquera pas d'arriver.

Les régimes hilarants... ou pas

Des régimes farfelus, il en existe beaucoup. Souvent portés par une personnalité, ou appuyés par une campagne de presse (voire les deux), ils marquent les esprits parce qu'ils paraissent originaux. Soit, mais sont-ils pour autant efficaces et innocents ?

Prenons le régime « petits pots de yaourts » préconisé par Jennifer Aniston. Pourquoi fait-il le « buzz », comme on dit ? Parce qu'il associe des aliments simples et décalés à une star glamour. D'un point de vue nutritionnel, il s'agit seulement d'une alimentation liquide en toutes petites portions. Ni dangereuse ni probante, elle ne sera d'ailleurs suivie que par peu de personnes. On en parle plus qu'on en mange.

Plus amusante est la mise en vedette du citron. Combien de personnes s'obligent-elles en effet tous les matins à avaler, sans forcément l'apprécier, un jus de citron tiède ou chaud ? Si on leur a dit que c'était bon pour l'organisme (pourquoi pas), beaucoup projettent dorénavant dans ce geste quotidien des vertus bien plus larges : le citron aiderait à cramer le gras, donc à la perte des kilos, etc. Tout cela parce que les aliments acides revêtent, dans l'imaginaire de la population, l'habit de brûleurs de graisse et parce que s'adonner à un rite alimentaire dès le lever frappe les esprits, sacralise le geste et permet de conditionner l'individu. Or, si le citron a bien un effet sur la digestion en augmentant les sécrétions du système digestif, sans régime associé il ne vous fera jamais perdre du poids !

Il y a pléthore d'exemples de ce type. Citons les régimes qui proposent de manger de la sardine crue le matin. Celui qui préconisait, aux États-Unis dans les années 50, de mastiquer autant de fois que l'on avait d'années (un peu difficile à soixante-dix ans). Ceux qui ordonnent de manger tel aliment avant tel autre, à moins que ce ne soit après. Celui qui prône la réduction de la taille des assiettes – phénomène réel par ailleurs : notre assiette est passée de 16 à 21 cm de diamètre en quelques années.

Nous avons le droit chaque année à la nouveauté du moment. Vivement l'année prochaine ?

Chapitre 10

Pourquoi les médicaments seraient-ils utiles dans un régime ?

Sans doute le besoin de recourir à des méthodes magiques pour voir sa courbe de poids fléchir est-il indispensable à beaucoup. Comme maigrir n'est pas une « mince » affaire, puisqu'il faut changer ses habitudes et se retreindre (attitudes peu appréciées de l'être humain), nombre de personnes rêvent d'un produit miraclc, d'unc solution basique et presque instantanée. Hélas, cette pilule-là n'existe pas. Ce qui n'empêche pas qu'il est possible, et parfois utile, d'accompagner un régime de la prise de médicaments – non pas quasi occultes ceux-là, mais diablement importants comme aides pour entreprendre à bon escient une cure d'amaigrissement. Encore faut-il que les laboratoires, certains médecins gourous ou des patients apprentis sorciers ne les détournent pas de leur mission première !

De l'utilité des médicaments

Les médecins, sensibilisés par de récentes études scientifiques et, malheureusement, par le décès de patients, ont fait le ménage dans la prescription des médicaments accompagnant un régime amaigrissant. Les amphétamines, les extraits thyroïdiens, les diurétiques, et toutes les pilules aux vertus coupe-faim délivrées pour une autre indication que celle indiquée sur leurs boîtes ont désormais disparu des cabinets. C'est tant mieux, puisque des abus ont été constatés et parfois sanctionnés. Or, si nous avons tous à l'esprit les tristes exemples du Médiator ou de l'Isoméride, d'autres médicaments moins médiatisés, tels que la pseudoéphédrine (un vasoconstricteur que l'on donnait pour les rhumes ayant pour propriété de couper l'appétit), se sont longtemps retrouvés sur les ordonnances d'amincissement. Mais si mes confrères ont appris de ces erreurs, les patients eux n'ont pas forcément évolué au même rythme. Et on en entend encore beaucoup en réclamer.

Doit-on, dès lors, bannir tous les médicaments d'un régime ? Bien sûr que non, mais seuls des nutritionnistes, des médecins assermentés et sérieux, doivent les coucher sur ordonnances. Quant aux antidépresseurs fréquemment indiqués dans le cadre d'un régime, il ne faut pas s'y méprendre : ils ne sont pas faits pour couper l'appétit, comme ont pu le penser certains pharmaciens en découvrant des prescriptions d'antisérotonine, mais pour traiter un facteur sous-jacent d'ordre psychologique susceptible d'entraîner des compulsions alimentaires. Certes, ce type de médicament aide à entreprendre un régime, mais parce qu'il corrige le trouble qui aurait empêché de le suivre et non parce qu'il coupe l'appétit.

De fait, un principe de base est à rappeler ici : accompagner une perte de poids de médicaments ne doit et ne peut être décidé que par un médecin. Si vous entendez quiconque n'ayant pas cette qualification conseiller des pilules et même vous en fournir, fuyez ! Quant à l'automédication, elle-même est à bannir.

Halte aux abus : les dangers d'Internet et de l'automédication

Aujourd'hui, les amateurs de sensations fortes vont se fournir sur Internet. Ils ont alors le choix entre se faire escroquer et mystifier ou mettre leur santé en danger. Quand ce n'est pas les deux à la fois.

On trouve tout sur la toile, et notamment des produits totalement inefficaces vendus à grand renfort de publicités outrancières. Le temps que les géants du Web les repèrent, il est déjà trop tard, le mal est fait. Ce sont, la plupart du temps, des plantes à connotations exotiques, dont les promesses de résultat, données aux consommateurs sous forme de témoignages, ressemblent à des miracles et n'ont évidemment rien à voir avec la réalité. La possibilité de perdre beaucoup de poids en un temps record est toujours vantée par une jeune femme ou un homme qui présentent des photos d'eux avant/après, clichés retouchés achetés ou piratés sur des banques de données photographiques n'ayant absolument rien à voir avec la personne censée avoir minci.

Or le risque de subir un incident de santé suite à la prise de ces produits existe, même si ce n'est pas le danger le plus fréquent. En revanche, la malchance de se faire avoir est grande. Beaucoup d'entre nous en ont fait l'expérience au moins une fois et… la regrettent. Il faut toujours garder à l'esprit qu'en matière de perte de poids il n'existe pas de magie. Si, un jour, l'un de mes confrères ou moi-même trouvions une solution « 100 % réussite/0 % désagrément » afin de maigrir, sachez que vous en seriez à coup sûr les premiers informés !

Plus dangereux sont les produits amphétaminiques commercialisés sur le Web. Il s'agit parfois de vraies substances coupe-faim, mais dont la fabrication ne présente aucune garantie chimique ou pharmacologique. Les risques pour la santé sont extrêmes, leurs composés pouvant être mortels. Les produits sont le plus souvent trafiqués, avec des dosages imprécis et des ingrédients toxiques. La législation interdit leur vente lorsqu'ils doivent passer une frontière, quel que soit le pays, mais surveiller tous les arrivages postaux relevant de la mission impossible, les accidents arrivent et sont la plupart du temps dramatiques.

Donc, si vous êtes tenté d'acheter un jour un « médicament » pour couper votre appétit, parce qu'il intègre une molécule que vous pensez connaître, ne passez jamais à l'acte : vous en paieriez le prix fort.

Chapitre 11

Pourquoi croit-on que les régimes sont dangereux ?

Jeter le bébé avec l'eau du bain est, dès que l'on touche l'alimentation, une attitude fréquente. À côté de ceux prêts à tout, donc à suivre des régimes délirants ou acquérir des produits soi-disant miracles et inefficaces, voire nocifs pour perdre du poids, il existe une autre catégorie de personnes qui, elles, estiment les régimes en eux-mêmes dangereux. Ne les entend-on pas dire : « Untel est aujourd'hui malade, parce qu'elle a trop suivi de programmes minceur » ? « Bidule fait tellement attention à sa nourriture qu'il va s'en ruiner la santé » ? Que toutes les méthodes entraînent des carences donc sont perverses, etc., etc. ? Comme tout et son contraire est proféré et colporté à ce sujet, faisons un point.

Les carences sont-elles réelles ?

Assez régulièrement sont dénoncées les carences qu'entraîneraient les régimes.

Première remarque : compte tenu du fait que la quasi-totalité des Français ne respecte pas les consignes alimentaires prodiguées par les divers instituts chargés d'émettre des recommandations nutritionnelles, force est d'admettre que les carences existent même sans régime associé, et ce chez de nombreuses personnes. Il est donc difficile et injuste d'incriminer uniquement les cures d'amaigrissement.

Mon expérience m'a appris que les périodes de régime ne durent pas chez la majorité des gens. Bien sûr, certains spécialistes du sujet se « disent » en permanence en phase « je perds des kilos », mais ils ne sont pas aussi réellement impliqués qu'ils le clament et pensent. En moyenne, si je m'en réfère aux statistiques obtenues par le biais de mon site Internet, je constate qu'environ 60 à 70 % des internautes inscrits pour suivre un régime ne le pratiquent pas plus de trois à quatre mois. Ce qui explique qu'en pratique médicale quotidienne j'ai rarement observé de carences significatives liées au suivi d'un régime. En clair, les déperditions en fer, les faiblesses en vitamine D, les chutes de magnésium, de calcium sont aussi fréquentes chez les adeptes des cures minceurs que chez ceux qui n'en font pas. En tout cas, les différences ne méritent pas qu'on s'y arrête. Aussi, ceux qui agitent ce chiffon rouge ne le font pas toujours pour des raisons purement médicales (pression de l'alimentaire, chapelles médicales, phénomènes de mode, marketing, presse).

La déstructuration de l'alimentation

Une infime partie de la population adopte un modèle alimentaire totalement désorganisé sous prétexte d'être au régime. Dans ce cas, bien sûr, elle peut rencontrer des problèmes. Mais ceux-ci ne sont-ils pas d'ordre plutôt psychologiques (pourquoi succomber à des méthodes irrationnelles ?) plus que nutritionnels ?

Le véritable défaut des régimes tient au fait que, pour des raisons marketing dont tout le monde se voit un peu responsable, nous sommes conduits à suivre des méthodes différentes les unes des autres, lesquelles contribuent à déstructurer l'alimentation, à créer des tabous et des tics alimentaires. Avec, sanction finale, la conséquence de pousser chacun à ne jamais manger comme il le devrait ou l'aimerait, mais selon des croyances ou obligations qui provoquent de l'insatisfaction et conduisent à manger plus encore. Or, là encore, ce n'est pas le régime en lui-même qui est à dénoncer, mais la manière dont la société le digère et se dérègle seule.

Il suffit de réfléchir quelques secondes pour constater combien nous nous imposons des interdits, eux-mêmes dangereux, alors que les régimes, eux, ne le sont pas intrinsèquement. Combien de rumeurs erronées ont la vie dure ! Qui n'a jamais entendu et sacrifié aux « il faut manger plus dans la journée que le soir », « les féculents sont interdits au dîner », « il ne faut pas consommer de fruits au repas mais plutôt entre les repas », sans oublier le fameux et déjà évoqué « interdit de sauter le petit déjeuner ». Or ne cessons jamais de le redire : la seule façon efficace de maigrir consiste à diminuer la ration d'énergie qu'on absorbe, sans toucher aux minima, ce qui pourrait être dangereux.

En appliquant ce postulat de base, le taux de succès variera évidemment d'une personne à une autre, suivant la cadence, la patience et la motivation de chacun. Et les résultats ne peuvent être définitifs – en dehors de quelques situations que je détaillerai plus loin – sans une surveillance accrue pendant de longues périodes. Mais ce ne sont donc pas les régimes en eux-mêmes qu'il convient de dénoncer.

Une nouveauté à ne pas négliger

La notion de « petite reprise de poids » ou de « régimes modérés à intervalle de temps régulier » n'est peut-être pas aussi négative que ce que nous, praticiens, avons imaginé durant des années.

En vérité, nous craignions que les cascades de régimes suivies par des reprises de poids systématiques suscitent chez l'être humain une amplification du tissu gras qui se transformerait en réceptacle de stockage des graisses susceptible d'entraîner des obésités. Eh bien, une enquête remet en question le rapport bénéfice/risque. Réalisée par le Pr John Deanfield (1 273 personnes suivies sur soixante ans), publiée dans le *Lancet Diabetes and Endocrinology,* cette étude dévoile que perdre des kilos pendant une période, même si on en reprend ensuite, améliore le système cardiovasculaire. Donc qu'au final une diminution du poids, même temporaire, *peut* avoir des effets cardiovasculaires bénéfiques à long terme. On pourrait donc envisager de compter l'obésité et le surpoids en « années obésité ou surpoids », comme on compte le tabac en « années tabac » afin d'en évaluer les dangers.

Comme quoi, une vérité ou une peur d'un jour n'est plus celle des années qui viennent. En matière de régime comme dans bien d'autres.

Troisième partie

Savoir remettre les choses à plat et ne pas se laisser berner par des contrevérités nutritionnelles

Où, parce qu'on a constaté que la pratique des régimes se révèle beaucoup moins dangereuse que certains le prétendent et qu'on est convenu qu'il ne faut pas hésiter à tester de nouveaux modèles, il est important de savoir de quoi l'on parle.

Où l'on apprend à gérer le stress d'un régime, à déceler les situations qui entraînent un surpoids, à gérer sa faim, à comprendre les hormones.

Où l'on travaille sur soi et avec soi.

Où l'on déjoue les rumeurs alimentaires.

Où l'on utilise les atouts des nouvelles technologies.

Bref, où l'on constate combien il est utile, avant d'appliquer la méthode du Dr Cohen, de réviser ses connaissances nutritionnelles afin d'être plus que jamais up to date.

Chapitre 12

Savoir connaître les « fondamentaux »

Avant d'entreprendre un régime, il me paraît important de revenir sur quelques généralités nutritionnelles non pas superflues mais essentielles.

Pourquoi l'obésité et le surpoids sont-ils en augmentation ?

L'augmentation de la prévalence de l'obésité et du surpoids ne peut être expliquée par un changement soudain, et généralisé, du génome humain. Aussi, les modifications de morphologie constatées partout dans le monde, mais plus encore dans les sociétés développées, sont forcément liées à la transformation des habitudes de vie, et en particulier de l'alimentation, ainsi qu'à un manque d'activité physique, voire à la sédentarité. La mutation de nos façons de manger et le déséquilibre du profil de la ration calorique jouent un grand rôle dans l'émergence de l'obésité. Or la pression sociale autour du corps mince, le désir d'entrer dans la norme et la peur de prendre du poids ont fait proliférer des mythes et des erreurs concernant des aliments soi-disant amaigrissants – le pamplemousse, l'ananas, la pomme, le concombre, le pain complet ou l'eau potable sont parmi les plus populaires – et permis l'apparition de régimes miracles et autres compléments alimentaires magiques.

Nous l'avons vu, les premiers causent plus de mal que de bien. Leur succès est fondé sur la perte de poids, mais pas celle de graisse, car ils induisent une déshydratation et une diminution de la masse musculaire. Répétons-le : les principaux outils thérapeutiques disponibles pour lutter contre l'obésité ou le surpoids sont la thérapie alimentaire, l'éducation et la modification du comportement, auxquels il faut ajouter l'augmentation de l'activité physique destinée à lutter contre la sédentarité et, parfois, l'ajout de suppléments vitaminiques.

Au fait, c'est quoi, maigrir ?

En dehors de raisons médicales (lorsqu'un médecin vous conseille de mincir pour alléger le poids de votre corps), la volonté de maigrir part de facteurs intimes. Le désir de retrouver une image de soi conforme à celle qui occupe notre esprit ; le souhait de restaurer son pouvoir de séduction ; l'envie de supprimer la sensation de gêne physique qui indispose quand on marche ; parfois, plus banalement, le besoin de s'acheter d'autres vêtements. C'est pour cela que, lorsqu'on demande à une personne pour quelle raison précise elle envisage d'entreprendre une cure d'amaigrissement, la réponse est régulièrement : « Se sentir bien dans ma peau. »

Les régimes sont, d'une manière générale, assimilés à des périodes de restriction alimentaire drastique, comme si la privation était une punition que l'on s'infligeait pour avoir été gros. Cette vision est erronée, car un amincissement est avant tout une conduite alimentaire globale, qui peut être aussi destinée à régler des problèmes intestinaux, éliminer des mécanismes allergiques...

Il est donc réducteur et approximatif d'utiliser seulement une balance pour apprécier son amaigrissement. Une balance pèse le poids corporel total d'un individu, c'est-à-dire sa masse osseuse, sa masse musculaire, sa masse grasse, et aussi tous les liquides dans lesquelles baignent les tissus. Mais la bonne qualité d'un amaigrissement ne se mesure pas seulement à la perte de poids, elle tient également au changement de silhouette. Un rugbyman peut avoir un poids très élevé, constitué d'une masse musculaire très forte, et une silhouette digne de figurer dans les calendriers de fin d'année. Et une personne affichant pourtant le même poids et la même taille que lui, disposer d'une composition graisseuse plus élevée qui ne pourra pas du tout lui ouvrir les portes du casting de ce même calendrier...

Les capacités de réserves du corps sont vastes. C'est pour cela que peuvent apparaître de grandes obésités. Mais elles ont aussi permis à l'humanité de ne pas disparaître durant les périodes de famine. Ainsi, lorsque nous mangeons, nous absorbons de l'énergie (c'est ce qui explique que l'on exprime la valeur des aliments en calories, unités de chauffage, ou en kilojoules, unités mécaniques donc d'énergie). Et quand nous consommons autant d'énergie que nous en dépensons, notre capital de graisse ne bouge pas et il n'est possible ni de maigrir (donc de consommer une partie de nos réserves) ni de grossir (donc d'augmenter celles-ci), parce que le bilan se trouve à l'équilibre.

C'est donc le déséquilibre qui modifie la quantité de graisses contenues dans le corps, qui elle-même définit la silhouette. Toute déshydratation entraîne une perte de poids, mais sans variation du capitale graisse ; toute perte musculaire déclenche également une diminution du poids, mais toujours sans variation de la couverture de graisse donc de la silhouette. Ce que nous reprochons à tous les régimes dits « magiques ».

Mais, au fond, lorsqu'on espère maigrir, ne recherche-t-on pas, la plupart du temps, une image ou une silhouette n'ayant qu'un rapport distant avec le poids lui-même ? Si bien que se retrouver enchaîné aux affichages de la balance, avec des phases euphoriques lorsque les aiguilles baissent ou d'agacement quand elles ne bougent pas, voire remontent, n'est en rien une attitude saine. C'est même l'un des facteurs de démotivation les plus fréquents.

Tout personne débutant un régime doit donc se mettre en tête que : *primo*, maigrir résulte d'une diminution de la consommation d'énergie en vue d'obtenir une modification de la quantité de graisse ; *secundo,* l'équilibre d'un régime *ne doit pas* être trop bouleversé par rapport à une alimentation normale sous peine de voir la perte de poids ne pas se faire au détriment de la graisse.

Une fois ces éléments enregistrés, on peut accepter toutes les trouvailles marketing, de l'utilisation de points en lieu et place des calories aux petits pots de Jennifer Aniston, en passant par la réduction de la taille des assiettes, bref tout système qui vise à remplacer des mots « démodés », mais à jamais scientifiquement exacts.

Objectif poids, objectif intellectuel

Aucun amaigrissement n'est réussi si l'objectif intellectuel l'ayant déclenché n'est pas atteint. Autrement dit, vouloir mincir pour modifier ses comportements, améliorer sa vie, retrouver optimisme et bon moral sont de bonnes raisons. Le mode de vie doit donc s'adapter au régime, mais également correspondre aux objectifs visés. D'autre part, si substituer un repas à un autre est relativement aisé, chambouler son état d'esprit ou son comportement exige du temps. Tout comme changer de silhouette.

Maigrir entraîne une modification psychologique qui n'est pas seulement liée à la variation du poids ; elle nécessite d'inclure des changements dans ses habitudes de vie comme dans ses coutumes alimentaires ; elle doit s'exprimer par une mutation de sa silhouette, c'est-à-dire le volume occupé dans l'espace.

C'est l'une des raisons pour lesquelles, en parlant d'amaigrissement, je parle aussi de stress, de sommeil, d'optimisme et même de relooking. Tout s'imbrique, s'influence, s'implique. Pensez bien à viser un objectif *raisonnable*, proportionnel à votre âge et à l'évolution de votre silhouette. Si votre corps se modifie harmonieusement, votre poids doit suivre ! Inutile de chercher à atteindre votre poids de jeunesse, ce qui serait à coup sûr source d'échec et donc de démotivation. Accommodez-vous sans complexe de deux ou trois kilos « en trop » – sachez qu'une taille de vêtement correspond à cinq kilos. Ayez toujours à l'esprit votre apparence et pas seulement un chiffre impersonnel sur la balance.

CONSEIL N° 1 :

La balance est un outil d'appréciation globale de la situation. Il est recommandé de se peser au maximum deux à trois fois par semaine. On peut, au choix, soit prendre des mesures de la taille de ses cuisses et de son ventre avec un centimètre pour apprécier les différences, soit utiliser un vieux vêtement qui servira à apprécier les modifications progressives de la silhouette.

On considère qu'il faut cinq kilos pour changer une taille.

CHAPITRE 13

Savoir s'il faut seulement se nourrir pour survivre

En tant que nutritionniste, je martèle régulièrement que la plus grande difficulté d'un régime, M. de la Palisse n'aurait pas dit mieux, est… de le suivre. On imagine fréquemment que seule la restriction rend pénible la mise en pratique d'un régime alimentaire, alors que nombre de facteurs interviennent : le choix des aliments, mais aussi leur mode de cuisson, la gestion des invitations – et de la vie sociale en général –, les rythmes horaires, et au final la contrainte qu'impose un amincissement, dévoreur de cette liberté que nous aimons tant en période normale, puisqu'elle permet d'assouvir notre goût d'une alimentation spontanée.

Aussi, est-ce vraiment la faim qui nous gêne dans un régime ? Pas seulement. N'est-ce pas plutôt la gourmandise retenue, l'appétit à maîtriser, la force de l'habitude à contraindre, et tous ces éléments psychologiques qui nous retiennent ? Comment intervient la nourriture dans notre existence ? Est-elle seulement nécessaire pour la survie ou bien fait-elle partie intégrante des plaisirs quotidiens ? Toutes ces questions, et d'autres, traduisent et font la complexité d'une décision aussi lourde, grave que celle de « décider de maigrir ».

Faim, appétit, rassasiement, satiété : une mise au point s'impose

La sensation de faim correspond à la motivation interne incitant tout être vivant à rechercher de la nourriture.

On lui oppose la sensation de satiété, laquelle, a contrario, est le moment où le sujet n'éprouve aucune motivation à rechercher de la nourriture.

Le rassasiement, quant à lui, correspond à un ensemble de mécanismes nous poussant à cesser de manger.

Quant à l'appétit, il caractérise notre attrait à consommer un aliment ou un nutriment (sucre, graisse, protéines...), soit parce que celui-ci fait défaut à notre organisme, soit parce qu'en le consommant nous éprouvons du plaisir. L'appétit le plus caractéristique est celui pour le sel, déclenché également lorsque nous sommes en manque.

Ces quatre sensations, qui s'opposent deux par deux – faim et rassasiement, satiété et appétit – sont certes métaboliques, mais également induites par des facteurs environnementaux, psychologiques ou liés à l'éducation.

Les organes entrant en jeu pour nous les faire ressentir sont nombreux : le cerveau, le système digestif, avec la bouche, l'estomac, l'intestin, le foie, la vésicule biliaire... Les hormones aussi participent au processus.

Nous cherchons en permanence à agir sur l'un de ces quatre facteurs, chacun se trouvant dépendant des trois autres. Et la multiplication des éléments ayant un rôle dans chacune de ces quatre sensations rend possibles, mais aléatoires, toutes les hypothèses.

Certaines personnes s'attachent, par exemple, à penser que seule la distension de l'estomac est capable de provoquer le rassasiement ; d'autres considèrent que le niveau de sucre dans le sang est l'élément qui contrôle aussi bien la satiété que la faim ; que seules les hormones sont susceptibles d'agir sur tous ces mécanismes – l'insuline, la leptine, les neurotransmetteurs ; qu'uniquement les sensations psychologiques déterminent les prises alimentaires ; que le niveau des acides gras circulant dans le sang est plus important...

Au bout du compte, on constate une nouvelle fois combien l'apprentissage alimentaire joue un rôle capital, associé aux rythmes que la société imprime à nos journées, auxquels il faut ajouter les conditions dans lesquelles nous vivons, la nourriture à notre disposition, de quels moyens nous disposons.

C'est pour cela que chaque régime, afin de réussir, doit être adapté à la vie que nous menons, au sein de la société où nous vivons, et comporter un volet de rééducation alimentaire, lequel impose de commencer par comprendre ce qu'implique concrètement un régime. De fait, tout en mangeant moins, nous devrons travailler, fournir des efforts. Pour autant, portés par le désir positif de changer, nous en serons au final récompensés. Et ce sont ces bénéfices qui doivent nous aider à supporter la corvée à fournir. Il faudra aussi analyser les raisons et motivations de notre faim, comprendre ce qui provoque en nous les sensations de satiété, de rassasiement, et à quoi tient notre appétit.

Pour ce faire, il existe le fameux carnet alimentaire – que chaque patient se doit de créer, ouvrir, tenir, lire... bien que beaucoup détestent le remplir, jugeant cette tâche fastidieuse. Ses vertus ? Identifier nos rythmes, mettre au jour d'éventuels rituels nutritionnels dont nous n'avons pas conscience, inscrire sur le papier nos types d'aliments fétiches, dévoiler dans quelles conditions nous sommes amenés à manger plus que désiré, constater les associations entre les prises alimentaires et les événements de la vie quotidienne. C'est un outil majeur, indispensable, essentiel pour disséquer nous-mêmes, de manière objective, notre façon de manger, règle première d'un régime sur la bonne voie.

CONSEIL N° 2 :

Même si cela est difficile, il faut s'astreindre à noter, une semaine durant, tout ce que nous mangeons chaque jour, à quels horaires, etc. Objectif : permettre de comprendre les mécanismes qui procèdent à notre manière de nous nourrir.

En cas de grignotage, ce type de carnet est utile. Il montre les événements qui se sont produits avant ou après et aide à voir si ceux-ci jouent un rôle dans la prise alimentaire.

Les carnets alimentaires correspondent, en quelque sorte, aux journaux intimes de l'adolescence. Qui sont fort utiles à relire quelques jours après les avoir rédigés.

CHAPITRE 14

Savoir lutter contre la faim et l'appétit

On vient de voir à quoi correspondent la faim, l'appétit. Mais comment lutter contre ces sensations qui nous poussent à mettre le nez dans le frigo, la main dans la boîte de cookies ou le doigt dans le bac à crème glacée, le couteau dans le tarama ? Des réflexes nutritionnels existent et sont à suivre. Bonnes pistes.

Augmenter les rations de fibres

Les fibres ont pour propriété, une fois mélangées avec le liquide qui est dans l'estomac, de gonfler et d'occuper du volume. Lorsqu'on en consomme suffisamment, en dehors de tous leurs avantages liés au transit, à la prévention des maladies du colon qu'elles procurent, la sensation de rassasiement intervient plus rapidement. C'est la raison pour laquelle je conseille fréquemment de manger des crudités en hors-d'œuvre : une consommation suffisante de fibres en début de déjeuner ou dîner réduit d'environ 15 % le reste de la prise alimentaire. On peut bien entendu augmenter son apport fibrique en augmentant la ration de légumes à chaque repas.

Que les inquiets se rassurent : nous ne mangeons jamais trop de fibres. Au contraire : si l'on a faim, mieux vaut consommer des légumes ou des crudités, dont le taux maximum calorique est de 60 à 70 pour 100 grammes – par comparaison, le chocolat en contient 540, les biscuits entre 400 et 500, les barres entre 400 et 500 pour 100 grammes. Dès lors, voici une astuce maline à mettre en pratique durant un régime : garder en permanence dans le réfrigérateur des paniers de crudités, que l'on rend appétissants en les accompagnant d'une sauce diététique, et dans lesquels on puisera pour couper la faim – et non l'appétit, qui est, rappelons-le, le désir de manger une chose bonne. Cela permettra d'attendre jusqu'au prochain repas.

Évoquons un instant les fruits. Ils ont mauvaise presse dans le cadre d'un régime, car on les dit gorgés de sucre. Or les légumes et les crudités en contiennent aussi – environ 2 à 4 grammes pour 100 grammes, contre jusqu'à 10 grammes pour certains fruits. Dès lors, les fruits sont pratiques tant, par leur teneur en sucre, ils vont permettre de calmer une légère fringale hypoglycémique en apportant une réponse à la sensation de faim comme à l'appétit. C'est pourquoi il est parfois recommandé de prendre un fruit *avant* le repas afin de diminuer le désir de manger.

Utiliser les protéines

Les régimes tout protéines ont largement été critiqués ces dernières années. À juste titre. En revanche, une insuffisance de protéines est souvent responsable de la sensation de faim. Donc, bon moyen de calmer l'appétit, accroître raisonnablement les protéines dans sa nourriture.

Voici plusieurs années, les nutritionnistes prescrivaient, aux gens qui éprouvaient une violente sensation de faim durant les repas et se sentaient obligés de manger beaucoup, de prendre, une demi-heure ou une heure avant un repas, 10 grammes d'une poudre de protéine mélangée à de l'eau. Cette stratégie, qui ne présente pas de danger pour la santé, peut être toujours appliquée, mais en remplaçant la poudre protéinée par des aliments courants, comme un ou deux blancs d'œufs durs avec du fromage blanc à 0 %. On peut, bien entendu, continuer à utiliser les protéines en sachets, vendues en pharmacie, avant les repas ou comme coupe-faim durant la journée… mais c'est plus cher !

Les yaourts qui calent

Inspirée d'un produit rencontrant un grand succès aux États-Unis, notamment ceux de la marque Chobani, une nouvelle catégorie de créations laitières est apparue ces dernières années en France : les yaourts doubles protéines, les fameux Danio® et Yopa®. Comment fonctionnent-ils ?

Habituellement, pour fabriquer un kilo de yaourt, on utilise un litre de lait, et deux litres de lait pour un kilo de fromage blanc. Cette fois, un kilo de ces nouveaux produits laitiers est fabriqué avec trois litres de lait, lequel se voit donc concentré de façon à fournir une masse compacte, très rassasiante, fort riche en protéines – de 10 grammes pour les petits pots à 15 grammes pour les grands.

Ces préparations me paraissent être une bonne alternative à la consommation de protéines décrites ci-dessus. La plupart des grands industriels en fabriquent désormais. Leurs produits sont intéressants, non dangereux pour la santé, et peuvent être utilisés soit pour un grignotage, soit un peu avant les repas afin de limiter la prise alimentaire à venir. De quoi se caler au lieu de craquer !

Diminuer le sel

Les Français consomment trop de sel : 10 grammes par jour pour les hommes, 8 pour les femmes. Alors que la recommandation est de l'ordre de 6 grammes quotidiens.

La raison est simple : saler les aliments modifie leur goût naturel et les rend plus appétissants. Du coup, restreindre sa consommation de sel est intéressant, car cela supprime un exhausteur de goût, donc réduit l'attraction que nous éprouvons envers certains produits, précisément ceux qu'il convient de limiter dans le cadre d'un régime.

Prendre des produits complets

Utiliser des aliments complets revient aussi à augmenter le taux de fibres, même si cela s'accompagne d'une modification du goût habituel de l'aliment. C'est particulièrement vrai pour le pain. Certaines personnes très attirées par lui arrivent à diminuer leur consommation, sans pour autant s'en priver, car elles modifient la nature de leur pain et sélectionnent des variétés aux farines de seigle, de sarrasin, de céréales. Il en est de même pour les céréales du petit déjeuner, ainsi que les légumineuses comme le riz, le blé, etc.

C'est également une façon d'agir sur l'absorption du sucre, qui sera moins forte.

Manger lentement

Ce conseil, fréquemment entendu, n'est pas assez pratiqué, parce que, à mon sens, personne n'en explique clairement les atouts. Je vais m'y efforcer.

Manger lentement permet de mieux imprégner les aliments d'enzymes salivaires, ce qui facilite leur digestion et leur assimilation, et favorise la sensation de satiété. C'est aussi une manière de mieux imprégner les récepteurs sensoriels que nous avons dans la bouche. Or ces récepteurs envoient au cerveau des informations favorables au rassasiement et nous donnent la sensation d'avoir bien et suffisamment mangé.

En ralentissant la prise d'un repas, on augmente aussi la satiété. Nous avons l'habitude de consacrer aux repas entre 20 et 30 minutes ; mâcher calmement diminuera le volume consommé dans ce temps.

Ne pas regarder la télévision ni se distraire

La valeur des aliments dépend du contexte dans lesquels on les consomme. Pour réussir un régime, la satisfaction tirée du goût de ce qui est mangé s'avère capitale. En clair : si nous sommes distraits pendant le déjeuner ou le dîner par la télévision, un smartphone, un ordinateur, etc., nous portons moins d'attention au goût de ce que nous avalons. Le plaisir sensoriel de l'aliment sera donc diminué, et il en faudra plus pour être satisfaits.

Ne pas boire

Limiter la consommation de boisson durant un repas permet de ralentir le passage des aliments de l'estomac jusqu'à l'intestin. Lorsque le bol alimentaire est liquide, le temps de digestion est plus rapide ; à l'inverse, la diminution des litres de boissons retarde la digestion et aide à ressentir une sensation de satiété plus durable. Boire peut contribuer à rassasier seulement entre les repas.

Mais je reconnais que cette action a un effet assez… light, et que ce mécanisme n'est pas d'une efficacité aussi redoutable que d'autres. On peut cependant l'utiliser en complément des autres astuces que je vous délivre.

Pas de boisson excitante, gazeuse, trop froide ou trop épicée

Les boissons excitantes comme le café ou le thé ont pour propriété à la fois d'exciter notre appétit et d'accélérer notre digestion. C'est une des raisons pour lesquelles il est préférable de les éviter durant les repas, afin d'augmenter l'impression de rassasiement.

De la même façon, le froid accélère la digestion – souvenez-vous du fameux trou normand qui consiste à prendre à la fois une petite dose d'alcool et un sorbet, pour faciliter la digestion et permettre de continuer leur repas.

Concernant l'alcool, c'est surtout la désinhibition que sa consommation entraîne qui est dangereuse, car elle limite la capacité de résistance à la tentation.

Enfin, manger trop épicé masque le goût des aliments et empêche l'alchimie efficace qui consiste à apprécier celui-ci et, en même temps, à ralentir la digestion.

Faire une marche une heure avant le repas

Cette astuce, je la recommande depuis quelque temps, parce que, voici plusieurs années, une expérience a montré que les personnes qui faisaient une petite marche rapide d'une vingtaine de minutes une heure avant un repas diminuaient d'environ 20 % le total de leur prise alimentaire.

Ce n'est pas facile à pratiquer, mais si vous en avez l'occasion, testez cette technique. Vous verrez que cela… marche.

Chapitre 15

Savoir gérer le stress et les facteurs psychologiques

Je l'ai évoqué plus haut, le surpoids n'est pas qu'une affaire de balance, de graisses qui s'amassent « mécaniquement », parce qu'on mange trop ou mal. Il tient, fréquemment, à des facteurs personnels. D'une certaine manière, la prise de kilos s'avère, dans ces cas-là, la répercussion, l'effet, le dommage collatéral d'ennuis ou sentiments intimes. En somme, il arrive qu'on grossisse non en raison de ce que l'on a dans son assiette... mais à cause de ce qui s'accumule dans notre tête. Pour autant, faut-il mettre toute la responsabilité des excès alimentaires sur le dos de ces seules questions psychologiques ?

Le surpoids, un « problème psychologique » ?

En vérité, l'explication « psychologique » est devenue au fil des ans une case fourre-tout. À tel point que j'en ai assez (et sans doute vous aussi) qu'on réponde de façon simpliste à tout individu se plaignant de ne pouvoir contrôler ni son poids, ni ses habitudes alimentaires ni sa nourriture, que ses réticences proviennent forcément d'un « problème psychologique »... sans aller plus loin, développer ce que cela signifie, en chercher la source, l'origine et – mieux – des solutions. Idem avec l'utilisation du terme stress, poubelle de toutes les explications vaseuses, terminologie qui sert à désigner tous les troubles du mal-être sans apporter la moindre nuance.

Aussi, mettons les choses au clair : un facteur psychologique entre bel et bien en jeu dans le surpoids. D'une certaine manière, il existe même une sorte d'effet de balance – sans jeu de mots – entre le psychisme et la perte de poids. Pour autant, il ne sert à rien de régler un problème de cette nature pour obtenir une baisse des kilos, comme il est inutile de résoudre seulement la question du poids pour améliorer l'état psychique d'un individu. De bons résultats ne seront obtenus que si les deux sont traités en même temps.

Des traitements inadaptés

L'ennui, c'est que les traitements actuels sont peu efficaces. Les méthodes comportementalistes, séduisantes sur le papier, offrent très peu de résultat, en tout cas pour la perte de kilos. Au mieux, on obtient une réduction des troubles du comportement alimentaire associée à une stagnation du poids, mais il reste difficile de mettre les personnes victimes au régime. Au final, la thérapie sert surtout à régler un problème psychologique en utilisant l'argument de la prise de poids, mais sans agir sur le problème nutritionnel lui-même.

Les personnes en surpoids ou obèses qui consultent cherchent à voir leurs kilos s'enfuir, mais aussi à régler les troubles du comportement alimentaire qui les handicapent socialement. S'opère un effet ciseaux : l'angoisse que génèrent les troubles entraîne une nouvelle angoisse, qui s'additionne à la première et qui incite à manger pour la calmer.

Je ne tiens pas à inonder ce livre de termes trop compliqués, en recourant aux mots névroses, psychoses, états dépressifs. D'autant qu'en employant cette terminologie, on oublie le facteur à l'origine du surpoids, la plupart du temps un événement de la vie de tous les jours. Il ne me semble donc en rien nécessaire d'utiliser un vocabulaire complexe et sophistiqué pour décrire des situations quotidiennes, dont la résolution passe par un peu de bon sens, même si l'aide des spécialistes, dans certains cas, est nécessaire.

Prendre en charge la tête autant que le corps

Nous savons aujourd'hui que le surpoids peut être la conséquence de facteurs génétiques mais aussi psychologiques. Dans de nombreux cas, la prise alimentaire donc l'ajout des kilos sert en réalité à compenser des troubles plus graves, qui éclateraient au grand jour s'il n'existait pas la possibilité de se nourrir afin d'effacer des douleurs, des peurs... Les consultations de nutrition se doublent dès lors souvent d'un travail psychologique, l'aliment et la prise en charge du régime, associés à la qualité de la relation avec le thérapeute, fonctionnant presque comme une psychothérapie. Ainsi, un patient qui réussit son régime peut améliorer son état psychologique. Mais s'il y a échec de l'amaigrissement ou si le trouble est trop profond, la situation ne fera qu'empirer.

Voilà pourquoi, même si nous trouvons une origine génétique à un surpoids, le médecin comme le patient doivent s'interroger sur la nature de la prise de kilos et sur l'événement qui l'a provoquée. Par expérience, j'ai constaté – mais je ne suis pas le seul – que cette date de rupture était très souvent la clé du problème[1]. Une fois ce jour ou cet événement decelés, un déclic apparaît. Qui va faciliter le long processus d'amincissement.

---

1. C'est pourquoi je ne comprends pas qu'on refuse, comme cela arrive parfois, un amaigrissement à une personne en difficulté psychologique, la condamnant ainsi à subir son surpoids et donc à souffrir deux fois.

Chapitre 16

Savoir reconnaître les situations entraînant une prise de poids

Grâce à mes nombreuses années de pratique médicale, j'ai élaboré une typologie des « déclics » susceptibles de déclencher le processus « grossissant ».

La relation à l'autre

La relation aux autres est complexe, multiple et permanente : dans la vie familiale, professionnelle, amoureuse. La « prise alimentaire » comme réponse à un malaise relationnel se fait lorsque nous n'avons pas une bonne perception de ce qui se passe.

Prenons l'exemple des crises de couple : quand un problème s'installe sans conflit entre les conjoints, chacun perçoit intuitivement la colère latente chez l'autre. Comme la crise n'éclate jamais, le malaise perçu, non dit, crée chez l'autre un mal-être, contre lequel celui-ci lutte en cherchant du réconfort à travers l'alimentation. Dans ces cas-là, lorsque la lumière est faite sur la situation, il est beaucoup plus facile d'envisager un amaigrissement.

Une relation difficile avec le conjoint, l'agressivité d'un collègue, un trouble familial, la peur du regard des autres peuvent générer une tension émotionnelle qu'il faut calmer. La nourriture intervient alors comme une drogue, en apportant à la personne malheureuse une dose de plaisir, un « shoot alimentaire » capable de compenser la vibration négative intérieure provoquée par l'agression.

Les exemples de ces situations bloquées foisonnent à la télévision et sur Internet. Mais les décliner à l'infini montrent qu'elles sont toutes uniques, donc que la prise de poids relève de l'histoire personnelle.

En somme, à chacun sa raison de grossir ; à chaque poids son roman.

Les peurs

Avouer ses peurs est difficile, car la crainte, quand elle a un objet défini, est souvent secrète : peur du vide, de manquer, de ne pas satisfaire (un enfant avec ses parents, un élève avec son professeur...), de l'ambition ou du manque d'ambition... La peur peut même, parfois, être une frayeur du passé non effacée, comme cette femme n'ayant jamais guéri de l'effroi ressenti lors d'un accident d'avion dont elle est sortie miraculée.

Or lorsque nous redoutons quelque chose qui se présente devant nous, le premier réflexe est de s'en protéger ou de le fuir. Manger apparaît alors comme un geste de diversion, et la constitution d'un manteau de graisse une forme de protection.

Le secret

Nous possédons tous des secrets : des gestes que l'on regrette, des pensées que l'on trouve malsaines et que l'on n'osera jamais avouer, des reproches que l'on se fait a posteriori – une de mes patientes ne supportait pas l'idée d'avoir dû placer sa vieille maman dans une maison de retraite –, une mauvaise action, ou, plus graves, des agressions subies, physiques ou intellectuelles, non avouées – c'est souvent les cas des agressions sexuelles...

Le secret devient problématique lorsqu'il est accompagné d'une dose de culpabilité. Car alors la personne qui en est victime utilise le même anesthésique que pour la peur : la nourriture. La graisse symbolise la colère, comme si on refoulait l'agressivité dans notre propre corps.

Le vide

Il survient dans notre vie sous différentes formes : la perte d'un proche, la fin d'une relation amoureuse, le départ des enfants de la maison, la mise à la retraite accompagnée de son sentiment d'exclusion sociale, l'ennui aussi. Bref, si une pièce de nous-mêmes manque, on est tenté de compenser son absence par la nourriture.

Les rituels

Lorsqu'un rituel est installé, difficile de s'en débarrasser. Ainsi, parfois la nourriture intervient-elle comme un gri-gri.

Imaginez un moment angoissant, voire traumatisant, dont la solution survient à l'instant même où se déroule une prise alimentaire. Dans ce cas, symboliquement, l'aliment intervient comme l'élément capable de traiter les crises. Et, chaque fois qu'une situation douloureuse ou inquiétante se présente, le réflexe sera de manger pour s'en sortir.

C'est pourquoi certaines habitudes alimentaires sont si difficiles à perdre.

Prenons la séquence « je rentre du travail/je prends l'apéritif », scène actant l'arrêt des activités professionnelles et ouvrant le moment où on s'accorde une détente. Eh bien, elle entre dans ce schéma, et on la reproduira pour éprouver de nouveau le bonheur d'un instant agréable.

Lorsqu'on souhaite entreprendre un régime et donc limiter son apport en calories, la stratégie efficace consiste donc à conserver le moment apéritif, devenu rituel, mais à en changer le contenu.

La sexualité

Il n'est pas rare que des difficultés sexuelles entraînent une compensation alimentaire.

Avoir le sentiment que son partenaire vous rejette, surtout chez les femmes, est vécu comme une dépréciation que l'on combat en se polarisant sur un autre plaisir. Chez les hommes, bien que cela soit rarement avoué, les troubles de la sexualité s'accompagnent souvent d'une prise de poids qui relève de la dévalorisation de soi, mais qui inclut aussi un phénomène de peur.

Parfois, c'est la prise de poids elle-même qui entraîne une diminution des relations sexuelles, laquelle conduit à une dévalorisation personnelle. Le cercle vicieux s'installe. Et la nourriture sert de bouée de sauvetage.

Les dates anniversaires

Voilà un phénomène sur lequel je souhaite m'arrêter tant on m'en parle fréquemment en consultation : la date anniversaire d'un événement quelconque.

Cette raison au grossissement regroupe les différentes catégories que je viens d'évoquer, mais s'en différencie par son caractère répétitif. Le nombre de personnes qui constatent qu'elles prennent du poids dans les semaines ou jours entourant l'anniversaire d'un événement qui les a traumatisées est étonnant. Or il faut en discuter pour qu'elles comprennent la nature du phénomène, ayant rarement analysé que leur surconsommation alimentaire se produisait à des moments rappelant le fameux événement. Un deuil, un traumatisme physique, un accident... La fragilité de l'esprit faisant croire qu'à la même période se produira le même problème, l'anniversaire sonne en quelque sorte la répétition d'un instant douloureux à éviter. C'est le symbole de la détresse ressentie. Comme pour les rituels, prendre conscience du phénomène conduit à une diminution du trouble.

Que conclure ?

Une fois ces diverses situations mises à plat, revenons au sens de mots.

On parlera de névrose lorsque les troubles sont légers, se manifestent sous forme de grignotage, de compulsion alimentaire, d'addiction à un aliment.

On évoquera des psychoses quand ils s'avèrent plus profonds, plus difficiles à soigner, et suscitent une violence alimentaire également plus grande.

Et on diagnostiquera des dépressions, en réalité la résultante des soucis que j'ai décrits.

Mais, après tout, peu importe le terme employé : tous soulignent l'importance des liens entre le psychisme et la constitution d'un surpoids.

En m'appesantissant sur ces multiples situations, quel est mon objectif ? De mettre en garde tout un chacun contre un certain emballement ; de conseiller de ne pas faire d'auto-analyse, mais d'aller consulter son praticien préféré ; de ramener aussi les choses à leur juste dimension. Oui, les traitements entourant un régime peuvent comporter une partie psychothérapique, mais très souvent les prises de conscience personnelles, accompagnées d'une meilleure gestion de l'alimentation et du corps, représentent une source de guérison infaillible.

Inversement, il est admis que la mauvaise perception de l'image de son corps, les troubles du comportement alimentaire, l'état de surpoids sont eux-mêmes responsables de troubles psychologiques. Une avancée de taille justifiant, lorsqu'une personne se présente avec un surpoids, même léger, d'accepter la mise sous régime (hors conditions psychologiques particulièrement dangereuses) afin d'entrer dans un cercle vertueux qui fera que toute amélioration physique entraînera un progrès psychologique, qui lui-même rejaillira sur le corps.

Loin de moi l'idée de faire de la psychanalyse ou de la psychologie sauvage, mais plutôt de mettre à la disposition de ceux qui souhaitent entamer un régime une série de conseils, mis au point avec l'aide d'un de mes amis spécialiste de la question.

CONSEIL Nº 3 :

Apaiser son esprit.

Il est normal de voir surgir, en début de régime, des pensées négatives essayant de mettre à mal vos nouvelles résolutions. C'est un mécanisme de défense classique. Pour résister, répétez-vous : « Tout va bien ici et maintenant », parce qu'il faut absolument se forcer à positiver, ne jamais céder à l'hypothèse d'un échec, mais en permanence croire en sa réussite.

CONSEIL N° 4 :

Pour renforcer ce « Tout va bien » et l'installer sereinement, des exercices respiratoires sont possibles. Notamment la respiration calme à 6 cycles par minute, avec 5 secondes d'inspiration et 5 secondes d'expiration.

CONSEIL N° 5 :

Il me paraît important d'observer ses pensées sans chercher à les modifier, puis de prendre le temps d'en analyser le contenu.

Éventuellement, en notant leurs mots clés, messages à relire et méditer le soir. Le sommeil et les rêves se chargeront ensuite de nettoyer les conflits potentiels.

CONSEIL N° 6 :

Relâcher la tension physique inutile est essentiel. La solution : pratiquer le recensement des différentes parties de votre corps fragilisées.

L'exercice le plus simple consiste à s'allonger quelques instants, en s'entraînant à relâcher, en partant des pieds jusqu'à la tête, chacun de ses membres pour obtenir une vraie relaxation. Cinq minutes suffisent.

CONSEIL N° 7 :

Cultiver les pensées et les actes positifs, voilà un moyen de se décontracter sereinement et de bien suivre un régime.

Comment ? En mettant par exemple un nom sur les expériences positives de la journée : attendrissement, contentement, plaisir, reconnaissance, gratitude. Voilà qui limitera toute sensation de dévalorisation.

CONSEIL Nº 8 :

Stop à l'autocritique, l'auto-dénigrement. Des reproches, inutile de s'en accabler ; mieux vaut savoir de temps en temps se « flatter » soi-même.

CONSEIL Nº 9 :

Favoriser les contacts avec autrui est un bon moyen de gagner la bataille psychologique qu'implique tout régime.

Et ce dans le respect des consignes précédentes, mais aussi pour mieux se comprendre. Cela ne signifie pas se mettre à nu, mais plutôt échanger.

CONSEIL Nº 10 :

Pratiquer la compassion est une noble valeur qui permettra de vous mettre vous-même en situation de valorisation.

CONSEIL Nº 11 :

Penser à s'adonner à une activité *strictement* personnelle.

Jeux de cartes, collection, promenade, surfer sur un site humoristique sur Internet, prendre un bain… Votre esprit ne doit pas rester figé sur le régime, le poids, les éléments négatifs.

CONSEIL Nº 12 :

S'accorder chaque jour un temps de contact avec soi-même.

Beaucoup de personnes n'ont jamais cinq minutes pour elles-mêmes. Quelle erreur ! Se retrouver seul parfois est une façon de se nourrir ou se ressourcer.

Chapitre 17

Savoir le rôle des hormones

On ne peut discourir régimes, surpoids et évasion des kilos sans évoquer les hormones, partenaires obligatoires du processus dont il convient de connaître le mode d'emploi.

Tout nutritionniste entend forcément, à un moment ou un autre, ses patients lui demander de vérifier leur statut hormonal, histoire de contrôler le surpoids. Derrière cette requête se cache l'espoir que la surcharge pondérale provient d'un dérèglement des hormones, donc d'une cause médicale claire et aisée à traiter, plutôt que d'un motif psychologique moins facile à résoudre. Hélas, même si le rôle des hormones est indiscutable dans l'apparition du surpoids, ce n'est pas tant en ce qui concerne la prise de graisse qu'en raison de maints autres facteurs, où elles interviennent.

Approfondissons la question.

La glande thyroïde

Il est rare qu'un dérèglement thyroïdien provoque un surpoids très important, excepté les glandes hypothyroïdiées à l'extrême – que l'on ne voit presque plus aujourd'hui et dont le diagnostic se fait quasiment à l'œil nu. Cette hormone intervenait autrefois dans la perte de kilos, parce que les médecins prescrivaient à leurs patients des hormones thyroïdiennes afin de les faire maigrir en provoquant une hyperthyroïdie, c'est-à-dire une augmentation de la consommation d'énergie artificielle – qui était en fait une maladie.

On observe plus souvent de petites prises de poids, de nos jours, soit lors de la découverte d'une pathologie de la thyroïde, soit lors de la prise d'hormones pour équilibrer la thyroïde. En se soignant, tout rentre dans l'ordre assez vite.

Les œstrogènes

Les œstrogènes administrés chez les femmes ont un effet « grossissant », parce qu'ils entraînent une augmentation des réserves d'eau, de l'appétit, plus qu'un stockage de la graisse. Mais il n'est pas nécessaire de stopper les traitements avant d'entreprendre un régime, car on arrive à faire maigrir des femmes recevant ce type de médicaments.

En revanche, il faut s'en méfier en cas de grand surpoids, car la graisse a la capacité de secréter des œstrogènes qui s'additionneront aux médicaments. Autrement dit, à la ménopause, en cas de kilos superfétatoires, il est utile d'informer son médecin et de faire des dosages sanguins vérifiant la nécessité de prendre ou non les fameux traitements substitutifs.

La testostérone

Elle est souvent utilisée par les adeptes de la musculation pour augmenter le volume musculaire. Or son effet est temporaire, dangereux, et accroît la masse grasse, difficile à faire disparaître si l'on arrête ce sport. En revanche, il n'existe pas de maladie provoquant une augmentation de testostérone et entraînant un surpoids.

L'insuline

On parle régulièrement d'insuline dans les régimes. Certaines personnes affirment même que le surpoids est dû à un défaut de régulation de l'hormone insuline et élaborent des régimes particuliers à partir de théories fumeuses liées à l'« insulino-résistance ». Or ce genre de problèmes touche seulement les diabétiques, qui, lorsqu'ils sont en surpoids, se retrouvent avec une insuline inefficace ne leur permettant pas d'utiliser le sucre consommé comme alimentation des muscles ou du métabolisme quotidien et à qui on prescrit cette hormone, qui aura pour effet secondaire d'élever leur poids. Le cercle vicieux est alors enclenché : diabète, prise de poids, inefficacité de l'insuline, prise d'insuline, stockage des sucres sous forme de graisse.

En fait, pendant plus de dix ans on a attribué à l'insuline un rôle joué par une hormone beaucoup plus intéressante : la leptine.

La leptine

Voici une vingtaine d'années, des scientifiques ont découvert une hormone, la leptine, élaborée par le tissu adipeux, proportionnelle à sa masse, ayant pour fonction d'informer le cerveau de la quantité de graisse contenue dans l'organisme.

Beaucoup ont alors pensé que cette hormone avait la capacité de réduire la consommation alimentaire des sujets génétiquement normaux. Hélas, même si la sécrétion de leptine envoie des signaux indiquant la quantité de graisse, cela ne suffit en rien à stopper les prises alimentaires.

Ainsi, malgré notre désir de simplifier les situations, il y a bien, dans une prise de poids, d'un côté des facteurs métaboliques et, de l'autre, des influences sociétales et psychologiques. Et j'ajouterais même de plus en plus des facteurs environnementaux.

La grheline

Cinq ans après la découverte de la leptine, une équipe scientifique japonaise mettait au jour une autre hormone, la grheline, au rôle inverse. Autrement dit, elle augmente notre appétit afin d'accroître nos réserves de graisse. De quoi attester une nouvelle fois de la subtilité du corps humain, qui possède des mécanismes de régulation à la fois positive et négative.

Seul fait notable concernant cette hormone : la privation de sommeil entraîne une augmentation de sa quantité dans le sang.

Il était donc tentant d'établir une relation entre la diminution des heures de sommeil et l'accroissement du poids. Pourtant, celle-ci n'a pas été totalement démontrée. Nous savons juste qu'il existe un lien entre les cycles nuit/jour – plus exactement ensoleillement/obscurité – et la prise ou la perte de kilos, mais les mécanismes du poids sont si complexes qu'il s'avère très délicat d'en privilégier un plutôt qu'un autre.

Enfin, n'oublions pas de mentionner les neurotransmetteurs, substances qui circulent dans le cerveau avec le pouvoir d'agir sur la stimulation nerveuse des hormones, mais aussi du centre de l'appétit et de la satiété

– ce qui incite les scientifiques à mettre en relation stress et prise de poids.

La DHEA

Pour conclure ce chapitre, je vais m'autoriser une petite digression autour d'un produit très à la mode voici quelques années, la DHEA.

Son inventeur, le professeur Étienne-Émile Beaulieu, considère que les hommes, après la cinquantaine, et parfois les femmes, souffrent d'un déficit de cette substance, carence qui expliquerait une partie des stockages de la graisse abdominale ainsi que le ralentissement général d'activité.

Si cette théorie n'a jamais été prouvée scientifiquement, je peux témoigner, pour avoir entendu les personnes qui en prenaient, qu'elles observaient réellement une diminution de leur sensation de faim associée à une augmentation de leur musculature.

Qu'en est-il exactement ? La science ne peut nous répondre aujourd'hui, mais en cas de déficit constaté sur un dosage sanguin, pourquoi ne pas essayer ?

En conclusion, même si nous souhaitons relier le problème du surpoids à l'équilibre subtil entre les différentes hormones, les neurotransmetteurs et les troubles de la régulation de l'appétit, nous n'avons obtenu ni proposition de traitement ni médicament susceptible de modifier la situation.

A contrario, cela signifie que, pour maigrir efficacement, il faut être en bonne santé, bénéficier d'une circulation hormonale satisfaisante, et vérifier qu'il n'existe pas de maladie sous-jacente.

CONSEIL N° 13 :

Par prudence, faire vérifier son statut hormonal par son médecin au début d'un régime, au même titre que les examens traditionnels. Même si une carence n'est pas responsable de la prise de poids, il ne faut jamais entamer une cure d'amincissement avec un dérèglement sous-jacent.

CHAPITRE 18

Savoir pourquoi on ne maigrit pas

« Docteur, avant de vous rencontrer, j'ai tout essayé. On a commencé un nouveau régime ensemble depuis des mois et il a fonctionné, mais là, depuis des semaines, je fais du surplace. Qu'est-ce qu'il m'arrive ? Pourquoi je ne maigris plus ? »

En toute franchise, voici l'une des interrogations qui terrifie les nutritionnistes. À savoir la date – inévitable – à laquelle une personne au régime, bien qu'ayant perdu des kilos, ne parviendra plus à en perdre d'autres. Nous la redoutons tous, cette étape, accompagnée d'un découragement émouvant qui pousse certains patients à cesser de suivre un régime et, dans le même temps, à s'autoflageller en mangeant plus.

Mais comment expliquer cette stagnation inévitable, connue dans tout processus de perte de poids ?

La composition du corps

Notre organisme se divise en plusieurs compartiments. À savoir la masse maigre (essentiellement le muscle et l'eau), la masse grasse et les os.

La part la plus importante revient aux parties hydriques. La masse grasse représente environ 20 % du poids corporel, la masse minérale osseuse à peine 5 %, le reste étant le muscle et les liquides.

Ces compartiments varient au fil de l'existence. Ainsi, à la naissance, la teneur en eau est très importante, avant de diminuer chez le jeune adulte et d'augmenter par la suite chez le sujet âgé. La masse osseuse, même si elle est relativement peu importante, diminue avec les années – c'est ce que l'on appelle la déminéralisation. Le capital en graisse évolue en permanence au cours de la vie, de 14 % chez le nouveau-né à 25 % à l'âge de six mois, pour baisser avec l'apprentissage de la marche et se stabiliser à 15 % vers sept ans ; ensuite, il évolue selon notre capacité ou non à stocker de la graisse.

Si on peut faire varier le contenu en graisse du corps par le biais de l'alimentation, les autres compartiments sont censés restés à peu près stables afin de protéger notre santé ; et ce grâce aux différents mécanismes de régulation de l'organisme. Résultat, ils ne sont censés varier qu'en fonction du vieillissement, d'une maladie ou d'accidents comme la prise de médicaments.

On le voit : le poids dépend à 80 % d'éléments impossibles à faire changer, mais à 20 % de cette graisse dont nous essayons de nous débarrasser. Ce qui explique ses multiples possibilités de modification. Il suffit de manger plus salé, d'être constipé, de subir des variations de température, de transpirer (ce qui va diminuer ou augmenter l'eau qui circule dans le corps) pour transformer de manière aléatoire les 80 % que nous mesurons sur la balance, nous empêchant dès lors de contrôler notre amaigrissement, qui s'effectue seulement sur la graisse.

Donc, lorsque le poids ne diminue pas, il faut d'abord attendre pour bien vérifier qu'il ne s'agit pas simplement de modifications d'un des compartiments, changements qui masqueraient sur la balance la vraie perte de poids, alors que le stock de graisse, lui, continue de réduire.

Un amaigrissement ne s'opère pas de façon linéaire

En période de régime, la perte de poids entraîne une diminution de la masse grasse, mais aussi de la masse maigre, qui définit notre dépense d'énergie. Nous cherchons à en consommer moins pour que les dépenses soient plus importantes et permettent de puiser dans le stock de graisse.

Les résultats d'une méthode d'amincissement sont donc meilleurs au début qu'au milieu ou vers la fin, parce que, progressivement, nous dépensons de moins en moins d'énergie au fil de la perte des kilos. Un phénomène d'autant plus difficile à gérer que, plus le régime avance, plus notre lassitude s'accroît et notre motivation se réduit.

La tentation devient alors forte d'alléger le régime, ce qui n'est pas recommandé. D'abord pour les raisons détaillées précédemment, mais aussi parce que, lorsque nous lèverons la restriction alimentaire et reviendrons à une alimentation normale, le gain de masse grasse sera à la fois plus rapide et plus important que celui de masse maigre. Notre corps, petit épargnant, nous incitera à manger un peu plus pour retrouver les réserves perdues et restaurer son épargne. D'où la nécessité de revenir le plus doucement possible à une alimentation normale. C'est, dans un régime, ce qui rend la stabilisation difficile, si tant est qu'elle existe.

Ajoutons que plus la restriction est longue et difficile, plus elle entraîne une forte frustration, qui finira par se décompenser de manière désordonnée. Il n'est pas rare de rencontrer des personnes ayant suivi des régimes très difficiles devenir de grands grignoteurs, avec troubles du comportement alimentaire et reprises de kilos parfois plus fortes que la perte de poids. Sans parler des modifications des cellules graisseuses, qui, au lieu de simplement grossir, vont se multiplier, secréter encore plus d'hormones rendant difficile la satiété, donc augmentant l'appétit. Voilà pourquoi certains patients, à force d'enchaîner les régimes mal conduits, n'arrivent plus ni à obtenir une perte de poids ni à stopper les prises de poids.

C'est donc à nous, médecins nutritionnistes, d'éviter ce type de problèmes en proposant des régimes astucieux et une organisation alimentaire adaptée.

La mauvaise estimation de sa prise alimentaire

Il existe une raison plus subtile expliquant que des personnes cessent de maigrir : lorsque celles-ci se mettent au régime, disent le respecter, en sont convaincues, mais en réalité ne le suivent pas.

Qui d'entre nous est réellement capable de dire ce qu'il a consommé trois jours auparavant, sans oublier la moindre bouchée avalée ?

Personne. Pourquoi ? Parce que nous avons construit progressivement des habitudes alimentaires, des tics, des rituels, des sensations, des connaissances la plupart du temps imprécises. Et moi comme les autres, malgré le métier que j'exerce. Il est en effet impossible à tout un chacun de compter les calories au fil de la journée et de la semaine. Et ce alors que la moindre feuille de salade, le plus petit carré de chocolat, le plus petit biscuit apéritif, possède une valeur énergétique qui doit être comptabilisée, intégrée au bilan quotidien global.

En écrivant cela, je ne vise pas à transformer chaque lecteur suivant un régime en vigie obsessionnelle de la nourriture, s'angoissant devant tout aliment consommé, mais à ouvrir les yeux de tous. À insister sur une réalité : il est fort difficile de manger de façon spontanée en ayant un bilan énergétique à peu près équilibré.

Dès lors, comment conserver le même poids toute sa vie alors que nous mangeons de façon désordonnée des aliments différents, que nous bougeons de façon irrégulière, que nous prenons des médicaments, que nous vieillissons ?

Cette régulation, chez un sujet qui n'a pas de problème de poids, est quasi automatique. Elle fonctionne dans le cadre d'un équilibre entre la sensation et le besoin de se sustenter d'un côté, et les activités quotidiennes de l'autre. Dans le cas d'une personne sujette au surpoids, les sensations se décalent au gré des régimes, et les individus ayant le plus besoin de maigrir sont précisément ceux qui perdent le plus rapidement cet automatisme d'équilibre. Une des premières erreurs commises lorsqu'on s'inquiète d'arrêter de maigrir, c'est en fait de perdre la capacité à évaluer ce que l'on mange.

Pour pallier cette disparition des repères, je fais remplir à mes patients les fameux carnets alimentaires dont j'ai déjà parlé. Leur tenue est un exercice fastidieux, certes, que je ne demande pas systématiquement du reste, mais qui s'avère utile, car elle permet de contrôler ce que l'on mange et de repérer les erreurs commises. Quand on suit un régime en clinique ou en hôpital, sous surveillance permanente, rares sont les écarts possibles, mais chez soi, à son bureau, comment tout maîtriser au mieux, sinon en notant ce que l'on consomme ? Aussi, dès qu'il y a interruption de l'amaigrissement, je suggère toujours à la personne venue me voir de contrôler avec précision ce qui a été consommé. Et c'est là qu'on s'aperçoit qu'il est facile de minorer la valeur d'un repas chez des amis, d'oublier un grignotage au bureau, d'avoir une mauvaise appréciation des quantités d'assaisonnement utilisé dans une salade, de ne plus se rendre compte du poids d'un bifteck alors qu'on avait choisi une ration précise.

Ajoutons que l'industrie alimentaire s'est chargée de rendre les choses compliquées, comme nous l'avons démontré avec mon ami Patrick Sérog, puisque le pain industriel contient 5 à 10 % de matière grasse de plus qu'un pain de boulangerie artisanale, puisque les produits laitiers existent avec ou sans sucre, avec ou sans matière grasse, avec 0,5 ou 2 % de matière grasse…

Certains régimes proposent la suppression pure et simple de tout produit dit « transformé ». Une idée à mes yeux irréalisable compte tenu des contraintes que nous impose la vie quotidienne. Personnellement, je préfère adapter mes recommandations aux nouveaux rythmes alimentaires, conscient qu'il est aisé de régler un problème en éliminant des aliments, mais beaucoup plus astucieux d'intégrer toutes les difficultés au modèle de régime proposé. Car, plus on est proche d'une nourriture ressemblant à celle que l'on absorbe d'ordinaire, plus on a de chances de réussir à mincir… durablement.

On a beaucoup culpabilisé les patients en leur reprochant de ne pas suivre leur régime s'ils n'obtenaient pas de perte de poids. Cette attitude accusatrice me sidère. Car revenir à ses habitudes alimentaires antérieures est un mouvement quasi naturel lorsque l'on est au régime. Quelle sottise d'imaginer que, sous prétexte d'avoir pris la décision de mincir, on arriverait d'un coup de baguette magique à effacer trente ans de comportements hérités de sa famille, de son environnement, imprégnés par notre personnalité. Il est normal, humain, de trébucher de temps en temps au cours d'un régime ; aussi ne vous en inquiétez surtout pas : la seule chose qui compte c'est de conserver toujours en tête son objectif, de se convaincre de sa réussite, de se montrer patient, de persévérer.

J'ai l'habitude de comparer un régime à un jogging : il faut un entraînement, un échauffement, des phases de ralentissement et d'autres d'accélération pour remplir le contrat.

CONSEIL N° 14 :

Effectuer le contrôle de son alimentation soi-même.

Lorsque vous n'arrivez plus à maigrir, vérifiez tout ce que vous consommez et assurez-vous que vous êtes bien dans l'organisation prévue.

Des causes externes

Même si elles peuvent apparaître évidentes, il est toujours utile de recenser les causes extérieures susceptibles de nous empêcher de maigrir ou de stagner à un palier.

Les médicaments

Citons parmi les « perturbateurs » extérieurs les multiples médicaments capables d'interagir avec l'amaigrissement et de le freiner. Parmi les plus fréquents, on trouve la cortisone, les traitements substitutifs, la contraception orale, le lithium, les benzodiazépines (que ce soient les hypnotiques ou les anxiolytiques), les somnifères, beaucoup d'antidépresseurs, les neuroleptiques, et en général les médicaments agissant sur le psychisme.

Une remarque particulière sur les benzodiazépines, dont les Français sont friands : elles sont recommandées soi-disant pour soulager l'anxiété et l'insomnie. Mais ce ne sont pas là leurs seules actions : elles accroissent le besoin de nourriture et le plaisir de manger, car elles provoquent une augmentation de la sécrétion d'opiacés dans le cerveau, réduisant l'anxiété, mais élevant le plaisir alimentaire. Elles peuvent aussi empêcher la mémorisation et l'acquisition de connaissances, dont – cela peut paraître anecdotique, mais en est loin – la valeur calorique des aliments.

Les bêtabloquants, auxquels on recourt beaucoup pour les traitements de l'hypertension artérielle, provoquent de leur côté une prise de poids légère la première année.

Le tabac

Arrêter le tabac est souvent l'une des raisons mises en avant par ceux qui reprennent des kilos. La prise de poids moyenne consécutive à l'interruption de la cigarette est de quatre à sept kilos ; par conséquent, toute prise de poids supérieure à ces chiffres est probablement liée à d'autres facteurs…

La ménopause

La ménopause est souvent évoquée pour expliquer une prise de poids. D'un point de vue physique, elle ne pourrait entraîner qu'une augmentation de l'ordre de deux ou trois kilos, mais c'est une poussée très gênante, car il s'agit de graisse maigre, qui se localise sur les fesses, les cuisses et gagne le ventre pour modeler ces capitons si obsédants.

Cette période est également une phase de modifications psychologiques, tant elle incarne aux yeux des femmes un passage vers la génération des quinquagénaires, mutation amplifiée par le départ des enfants.

L'activité en baisse

Enfin, restreindre de façon significative son activité physique peut empêcher un amaigrissement, surtout si cette diminution coïncide avec le moment où la personne entame un régime.

De même, changer de travail ou passer en horaires de nuit réduit les chances de mincir. Plus on maintient un état de stabilité avec la période précédente, plus les atouts du succès seront entre vos mains.

Mais comme la vie ne nous facilite pas toujours la tâche, à nous de mettre toutes les bonnes cartes de notre côté.

Une voie de recherche et un paramètre à surveiller

Nous avons tous entendu parler de la flore intestinale, cet ensemble de micro-organismes se trouvant dans le tube digestif. Une expérience surprenante a été menée sur des rats en laboratoire. Une équipe de scientifiques a procédé ce que l'on appelle un by-pass gastrique sur des souris obèses. Un by-pass gastrique est une opération chirurgicale consistant à réduire le volume de l'estomac et à modifier le circuit alimentaire. Eh bien, l'opération a eu pour effet de faire maigrir les souris. Les chercheurs ont ensuite transféré la flore intestinale des rongeurs ayant maigri chez des souris obèses, qui n'avaient subi aucune intervention chirurgicale. À leur grande surprise, celles-ci ont maigri de façon spontanée.

Cette trouvaille oriente la recherche sur le surpoids et l'amaigrissement vers les vertus de la flore intestinale. Les scientifiques travaillent désormais sur une hypothèse selon laquelle modifier la composition de cette flore pourrait avoir un impact sur l'absorption ou non des aliments.

Pour ma part, je pense que la bonne composition d'une flore intestinale semblerait aller de pair avec un maintien correct du poids – mais ce n'est qu'une hypothèse.

Récemment, d'autres chercheurs – de l'unité Inserm 1073 « Nutrition, inflammation et dysfonction de l'axe intestin-cerveau » qui travaille sur les troubles du comportement alimentaire (TCA) tels que l'anorexie mentale, la boulimie, l'hyperphagie – ont révélé de leur côté l'implication d'une protéine, produite par certaines bactéries intestinales, à l'origine de désagréments gastriques. Or les anticorps produits contre cette protéine réagissent avec l'hormone principale de la satiété. Selon ces scientifiques, ce mécanisme – qui induit des variations de la prise alimentaire – pourrait, à terme, être corrigé. Pour simplifier : les variations de la flore intestinale seraient susceptibles de produire en excès ou par défaut cette protéine, ce qui nous ferait sécréter des anticorps capables de s'attaquer à l'hormone de la satiété, déclenchant les crises de boulimie chez certains, ou, en l'absence de cette protéine, une trop grande sensation d'anorexie.

Ces travaux sont extrêmement liminaires, mais ils continuent de confirmer l'importance de la flore intestinale dans la gestion du poids. C'est probablement une des voies de recherche les plus intéressantes et prometteuses à l'heure actuelle.

Chapitre 19

Savoir déceler les rumeurs alimentaires

Comment ne pas s'incliner devant l'imagination débordante de ceux qui, depuis la nuit des temps, fabriquent de fausses rumeurs relatives à l'alimentation. Celles-ci apparaissent, existent et prolifèrent pour deux raisons.

Premièrement, parce que personne n'a de solution définitive et consensuelle à proposer, donc à leur opposer.

Deuxièmement, parce que, comme l'imaginaire alimentaire permet d'élaborer n'importe quelle théorie, comme il existe toujours des aliments censés nous guérir, nous rendre plus forts et plus performants, améliorer les fonctions sexuelles, voire nous empoisonner, jongler avec eux ne paraît jamais incongru.

Pour autant, lorsqu'on souhaite entamer un régime, mieux vaut savoir trier le bon grain de l'ivraie des fausses infos.

Il ne faut pas compter les calories

C'est, de loin, la plus répandue et mensongère des affirmations. Car tous les régimes, je dis bien tous, fonctionnent sur le même principe : la diminution de la ration énergétique, comme on l'a déjà largement évoqué.

Bien que chacun de nous rêve d'un régime facile à suivre et sans contraintes, l'honnêteté m'oblige à dire qu'il y a une part importante de travail individuel à fournir dans tous.

Certes, certaines méthodes tentent de convertir les calories – les points de Weight Watchers, les petites assiettes, les petits pots, manger lentement, mastiquer plus… – afin de rendre l'ensemble de la méthode ludique. Et d'autres diminuent la densité calorique de ce qu'ils invitent à manger en modifiant les aliments, méthode utilisée dans tous les régimes équilibrés. Mais dans chaque proposition, la calorie est l'enjeu majeur.

Tout régime doit imposer un équilibre entre les zones de plaisir et celles de contrôle. Le contrôle, c'est la maîtrise : de ce qu'on avale, des calories, etc. En somme, oui, il y a obligation de maîtriser la situation, nécessité faisable sans trop en souffrir.

La théorie des horaires alimentaires

Conçue par différents auteurs qui s'approprient le thème à tour de rôle, cette théorie considère que, selon l'heure à laquelle est ingéré un aliment, il serait, pour résumer, utilisé différemment par le corps.

Ces thèses vieillottes, héritées d'une période où on considérait l'insuline comme maître d'œuvre du poids avec les autres hormones qui régulent les cycles du sucre, n'ont plus aucun sens depuis les dernières découvertes scientifiques sur le sujet. Nous savons en effet désormais que les variations induites par les changements d'heure provoquent une faible modification du bilan énergétique, qui reste l'équation principale de la prise et des pertes de poids.

Le danger de ces méthodes tient au fait que les personnes adoptant ce genre de stratégie alimentaire prennent des habitudes qui s'additionnent à celles qu'elles avaient auparavant. Prenons un exemple : une femme qui ne mangeait jamais de produits gras au petit déjeuner, parce que c'est à cette heure qu'il faudrait les consommer, se forcerait à en avaler tout en les supprimant durant les autres repas ? Cela ne tient pas. Elle finirait par abandonner ce système complexe et illogique, tout en conservant une mauvaise habitude, ce qui augmenterait ipso facto sa ration alimentaire.

La dissociation des aliments

Cette théorie repose sur le précepte suivant : il ne faut manger qu'une seule catégorie d'aliments à un même repas.

Soit. Si une alternance régulière des groupes d'aliments est respectée, le régime s'avère équilibré, car il propose tous les nutriments nécessaires. Mais il n'aura aucun impact sur le poids si la ration énergétique reste identique.

Les aliments qui feraient maigrir

Impossible de ne pas revenir sur ce sujet tant les rumeurs relatives à des aliments censés nous faire perdre du poids abondent.

Ces croyances peuvent être d'origine populaire, mais aussi commerciale.

La première fonctionne sur un dogme – en général un dicton – lié à la puissance symbolique d'un aliment. Nous avons ainsi connu la période où le pamplemousse voyait sonner son heure de gloire, celle où le citron chaud brûlait les graisses, celle aussi des baies de Goji… autant d'aliments à connotation acide rencontrant le succès grâce à cette propriété. La couleur joue également un grand rôle dans la création des rumeurs erronées. Le jaune traduit la pureté, la minceur à venir grâce à l'acidité : pas étonnant donc que l'ananas, le citron soient des stars.

Quant à la rumeur commerciale mêlant campagne publicitaire, témoignage et expérience pseudo-scientifique, elle apparaît en général vers le mois de février pour entraîner une vague d'achats jusqu'à l'été suivant.

Mettons les choses au point : aucun aliment n'a le pouvoir de nous faire maigrir seul. En revanche, il en existe à incorporer dans un régime : ceux riches en calcium, comme les produits laitiers, parce que le calcium intervient dans la dégradation des graisses. Certaines matières grasses, notamment les oméga 3, qui agissent sur le métabolisme des graisses et sur les sensations de faim et de satiété. Les fibres, qui diminuent l'absorption des graisses, ralentissent l'absorption des sucres, et favorisent le rassasiement.

D'autres aliments sont déconseillés lors d'un régime, même si, en termes de ration énergétique, ils pourraient être consommés. C'est le cas de toutes les boissons alcoolisées, l'alcool ayant pour propriété d'agir sur des enzymes du foie qui empêchent la dégradation des graisses en les activant. Mais aussi des boissons sucrées, qui majorent réellement la sensation de faim et sont des « calories vides », c'est-à-dire ne servant pas à nous nourrir ou à nous apporter des nutriments indispensables.

Ne plus manger le soir

Sauter le repas du soir ferait maigrir par la diminution globale énergétique que cette suppression entraînerait, et parce que l'on se pèse à un moment où l'on est à jeun depuis quasiment 20 heures.

En soi, cette pratique ne me pose aucun problème, à condition de ne pas se forcer.

Boire ou ne pas boire en mangeant

Certains prétendent qu'il y a des avantages à boire durant le repas, d'autres à ne pas boire.

En réalité, les aliments, une fois arrivés dans l'estomac, sont mélangés à un liquide, le suc gastrique, qui s'occupe de les hydrater si nous ne buvons pas, et dans lequel ils séjournent environ une heure à une heure trente. Appliquer ce principe signifierait qu'il ne faudrait pas boire pendant le repas *et* pendant l'heure et demie qui suit.

En pratique, difficile à faire ; en théorie, inutile, car l'eau elle-même ne modifie pas la digestion intestinale.

Boire augmenterait par ailleurs la distension de l'intestin et favoriserait le rassasiement ; ne pas boire ralentirait la digestion et… favoriserait le ralentissement.

Bref, rien n'est prouvé à ce jour. Alors buvez quand vous avez soif, c'est encore la meilleure chose à faire.

Le jeûne

On l'a vu, il revient régulièrement à la mode, avec chaque fois de nouveaux aménagements : certains le conseillent sur une semaine, d'autres en cures de 48 heures, avec ou sans aliments liquides…

Le jeûne a une vocation spirituelle qu'on ne peut ignorer : il est « dépuratif » autant d'un point de vue psychologique que physique. Dangereux sur une période longue, difficile à suivre plus de deux ou trois jours d'affilée, il fonctionne sur un principe ultrasimple : ramener à zéro la ration énergétique pour perdre du poids.

Or celle-ci est concentrée essentiellement sur une déshydratation et une perte musculaire. Si bien que tous ceux ayant pratiqué un jeûne savent que la perte de poids de la première semaine fait place à une reprise de poids très rapide d'au moins les deux tiers les semaines suivantes.

Plutôt que de jeûner, mieux vaut adopter une alimentation très maigre pendant quelques jours, plus efficace à long terme.

Cela dit – comme déjà évoqué et expliqué aussi plus loin –, un jeûne bref ne manque pas d'avantages.

La détox

Celui ou celle ayant inventé cette pratique fut bien inspiré : le concept de détox fait fureur. But du jeu : appauvrir significativement sa nourriture en graisse et en protéines afin de se laver le corps.

Psychologiquement, la méthode fonctionne bien, car les gens sont satisfaits de ce qu'ils font, et il faut en tenir compte. Nutritionnellement, c'est ni plus ni moins une variante du régime hypocalorique que l'on peut aménager comme l'on veut.

Au final, que dire de ces rumeurs ?

Que la crédulité et la confiance sont et seront toujours exploitées. Que ces assertions pour beaucoup partielles sinon erronées ne cesseront jamais d'exister et fonctionnent toutes sur un même principe : un peu d'imagination, une accroche sympathique, un fond de vérité, un espoir sans cesse renouvelé et de bonnes doses de marketing et de publicité. Une recette démultipliée par la puissance du Web. Lequel Internet, heureusement, s'avère lui-même un outil efficace, bien utilisé dans le cadre d'un régime équilibré.

Comme vous allez le découvrir.

CHAPITRE 20

Savoir utiliser les nouvelles technologies

Les dernières années – personne ne peut l'ignorer à moins d'être un ermite ou un Robinson resté des décennies sur son île déserte – ont vu l'explosion des nouvelles technologies et des réseaux d'informations mondiaux. Si les unes et les autres ont leurs travers, en alimentation on peut s'en servir à bon escient. Mieux, les méthodes modernes de communication ont un impact sans précédent sur la diététique et la nutrition. Résultat, les régimes 2.0 et même 3.0 ne sont plus des rêves, des utopies, mais des réalités.

Les coachings sur Internet : une révolution diététique

Le Web, j'ose l'affirmer, est le mode de communication actuel le plus efficace pour obtenir un amaigrissement durable !

Pourquoi ? Parce que cette technologie offre un soutien de proximité adapté inestimable, permet à chacun d'avoir en permanence accès à des infos et méthodes jusqu'alors impossible à atteindre, hormis pour les professionnels. Recettes, listes de course, menus, conseils sont à portée de clic....

C'est en raison des avantages mêmes de cette formidable diversité que je regrette de voir, malgré nos efforts, le peu de différence fait, sur le Web, entre les régimes efficaces qui aident réellement le public et les embrouilles commerciales fleurissant régulièrement. Heureusement, avec mes amis, d'année en année notre combat pour une nutrition de qualité équilibrée gagne du terrain, et je suis ravi de voir les plus grandes entreprises de la toile se décider à investir le domaine de la santé, en y apportant à la fois énergie et capacité d'innovation.

Dorénavant, grâce aux prouesses techniques, nous pouvons proposer un service personnalisé à ceux et celles qui souhaitent maigrir, mais aussi un suivi ultracompétitif et efficient.

De fait, j'anime depuis huit ans un site baptisé « Savoir maigrir », nom hérité du titre du premier livre que j'ai écrit. Ma patientèle, cet ouvrage mais plus encore ce service m'ont permis d'écouter les personnes qui souhaitent perdre du poids, de comprendre, analyser leurs objectifs comme leurs motivations, bref d'augmenter mes connaissances en la matière. Et si je n'ai pas la prétention d'affirmer qu'un site nutritionnel représente *la* solution miracle de la plupart d'entre eux, force m'est de constater que les résultats sont probants. Des statistiques attestent que nous avons obtenu presque 50 % de résultat positif à cinq ans, 75 % des personnes estimant même mieux manger grâce à nos conseils. Facilité d'utilisation, accès aisé pour les moins favorisés, coaching à distance… les atouts salués ne manquent pas. En démultipliant, grâce aux livres et au site, la possibilité pour tout un chacun de mettre en œuvre une stratégie de régime sans trop de frustration, respectant un équilibre alimentaire, nous avons donc doublé les résultats obtenus dans des conditions plus classiques. Pourquoi ? Parce que la répétitivité des informations, les vidéos journalières, la possibilité de poser des questions à tout moment, les courbes de poids, celles d'activités physiques, le suivi quotidien, les propositions de menus, de repas, les listes de course... constituent autant d'outils utiles aux patients, d'instruments les aidant à accroître leur capacité à réussir un régime, à tout le moins à pouvoir le suivre.

Faut-il s'étonner que ces agoras virtuelles fonctionnent et séduisent ? Bien sûr que non. Les groupes de paroles ne sont-ils pas, depuis une cinquantaine d'années, reconnus comme des instances facilitant le suivi d'un régime, notamment en limitant la frustration ? L'appartenance à un groupe, le contact avec les autres, le fait de partager son expérience, le côté distrayant de ces démarches d'habitude solitaires s'avéraient déjà extrêmement motivants. La présence d'un animateur, spécialisé ou non, renforçait la sensation de sérieux de ces cénacles et permettait de répondre aux questions. Hélas, ces groupes étaient constitués de façon aléatoire : il suffisait de le décider pour y entrer. Grâce aux nouvelles technologies, les groupes se constituent de manière bien plus homogène : entre personnes du même sexe, du même âge, de la même région, ayant les mêmes actes alimentaires, se crée une solidarité qui facilite la réussite du régime.

Ces nouvelles technologies pallient en outre les problèmes propres à toutes les professions de santé : le temps passé dans le cabinet du praticien. Combien de temps durent en moyenne les consultations chez un nutritionniste, un diététicien, un médecin généraliste, ou tout autre professionnel ? Jamais autant que ce que souhaiteraient les patients, eux qui débordent de questions, ont besoin de soutien et de stimulation, et, au fond, rêveraient d'avoir en permanence un coach minceur à leur côté.

Ajoutons enfin la dimension économique : la mise sous régime a un coût, souvent ignoré dans les discussions et les débats concernant la minceur. Une consultation se paie entre 25 et 100 euros, pour une durée de 15 à 45 minutes ; impossible dans ces conditions de venir tous les jours. Avec les nouvelles technologies, les tarifs baissent : selon les sites, l'abonnement coûte entre 15 et 40 euros par mois. Enfin, n'est-il pas plus facile de faire ses courses à tarifs mesurés quand un professionnel réfléchit pour vous au préalable ?

Ces facteurs conjugués ont permis aux nouvelles technologies de jouer un rôle chaque jour plus actif dans l'éducation nutritionnelle et le rééquilibrage alimentaire de nos concitoyens. Comme dans d'autres domaines, il a fallu du temps avant que le monde médical s'empare de ces avancées, tant la modernité inspire la défiance. Pour ma part, riche d'un esprit frondeur légué par mes maîtres à l'hôpital, j'ai assez tôt exploré ce secteur sans a priori. Certes, les embûches furent (et sont) nombreuses. Mais quel bonheur d'innover, d'inventer, de créer, d'offrir des solutions concrètes et accessibles à nombre de personnes ! Et quel plaisir, parfois, d'avoir raison avant les autres…

Les nouvelles technologies progressant encore plus vite que la médecine, apparaîtra bientôt sur le site « Savoir maigrir » une fonction permettant à chacun de photographier son plat pour obtenir en direct les commentaires d'une diététicienne. Nous approchons de plus en plus du coaching permanent : conseiller, stimuler, instruire et éduquer chacun, tout en conservant – et j'insiste beaucoup – le plaisir de manger, ne représentent-ils pas une de nos missions majeures ?

Le sport on line

Le sport lui-même, activité autrefois considérée par certains comme vulgaire, connaît un nouveau regain. Le monde actuel agit comme s'il en découvrait les vertus : antidépresseur, euphorisant, dynamisant, médicament, prévention… le sport serait tout à la fois. J'y consacrerai un chapitre entier, pour en détailler les avantages, mais aussi afin d'en mesurer l'impact réel sur l'amaigrissement, mais déjà il me paraît important de noter combien il change grâce aux techniques contemporaines. Elles assurent en effet la promotion d'une forme différente de sport, bien plus compétitive qu'auparavant. Alors qu'un abonnement en salle coûte entre 300 € et 1 500 € par an, des applications sur mobile, le coaching sur le Web, proposés à des prix défiant toute concurrence, démocratisent le dépassement de soi.

Coaching nutrition-minccur 2.0 + conscils cffort-sport sur le Net = la formule miracle pour mincir moderne ? Pourquoi pas. En tout cas, ces conseils-là, quels qu'en soient les modes de transmission, sont les complices incontournables de toute personne désireuse de penser autrement et d'entamer avec toutes les cartes en main… un régime équilibré.

QUATRIÈME PARTIE

Comprendre comment sera vécu le régime

Où l'on progresse dans la compréhension de ce qui fait réellement maigrir en préparant intelligemment son régime.

Où, en anticipant, on apprend à bien vivre la période de frustration-plaisir qu'est un amaigrissement.

Où l'on constate qu'accompagner une cure d'amincissement par une activité physique aide à gagner la partie.

Où l'on découvre, agrémenté de nouveaux conseils concrets, les étapes qui parsèment le régime du Dr Cohen.

CHAPITRE 21

Préparer son régime

Dans un régime comme dans la vie, il est un verbe qu'il faut conjuguer à tous les temps : anticiper. Autrement dit, savoir d'avance où l'on va, comment on y parviendra, quels seront les étapes, voire les écueils qui nous attendront, comprendre d'emblée les pièges tendus sous notre détermination afin de ne pas y tomber... Bref, un régime se vit d'autant mieux qu'il est préparé, qu'on a pleinement conscience de ce qui nous attend. Parce qu'un homme (et une femme) avertit en vaut deux, il est toujours préférable de se prémunir du moindre aléa en connaissance de cause puisqu'on a les cartes, donc les réponses, en main.

Une préparation qui passe par l'identification des difficultés à venir et, dès maintenant, des réponses à leur apporter afin de les résoudre.

Les dangers qui vous guettent à la maison

Les ennemis domestiques principaux d'un régime réussi sont, bien sûr, le placard et le réfrigérateur !

À partir du moment où l'on décide d'entreprendre une cure d'amincissement, il est indispensable d'organiser ses placards, d'éviter de les remplir de friandises ou aliments tentateurs qui risquent de vous pousser à succomber au grignotage. Pour y arriver, n'hésitez pas à revenir à l'ancienne habitude des ménagères, qui consistait à préparer le dimanche, pour toute la semaine, la liste des menus, afin de faire les courses en conséquence sans débordement, mais également de déterminer à l'avance des repas plus agréables. Il n'y a rien de pire que de rentrer chez soi et d'ouvrir son frigo pour y découvrir ce que l'on va manger, car alors les tentations surviennent. Grâce à cette méthode, fini les sollicitations intempestives, adieu le gaspillage, et quel sacré gain de temps au supermarché !

À ce propos, une objection m'est souvent faite. Comment appliquer cette astuce quand, dans une maison, les autres membres de la famille ne sont pas au régime ? Je rappelle alors que, dans un train, lorsque quelqu'un a froid et un autre passager chaud, on donne la priorité à celui qui se gèle. Au domicile, appliquez la même courtoisie : priorité doit être accordée à celle ou celui qui suit l'exercice plus délicat. Certes, on peut contourner la difficulté en aménageant un placard spécial, mais c'est difficile à réaliser quand on sait qu'un aliment attractif se trouve à portée de main.

A contrario, je recommande aussi de prévoir des aliments à grignoter en cas d'appétit intempestif. Évidemment, ils sont toujours moins séduisants que les produits gras et sucrés que nous adorons, mais le réflexe est à prendre : des produits laitiers maigres, avec ou sans fruits, des fruits éventuellement déjà coupés en morceaux, des œufs durs épluchés, des fromages à 0 %, à édulcorer selon son goût peuvent servir de pis-aller efficaces. Je conseille d'ailleurs vivement l'achat préalable des fruits découpés que l'on trouve surgelés ou au rayon frais, car la sensation d'appétit étant souvent compulsive la patience manque pour prendre le temps d'en éplucher…

Parlons un instant des crudités. Je l'admets, ce n'est pas exactement ce à quoi on rêve quand une envie de grignotage nous saisit. Aussi, tentons d'améliorer les choses en les choisissant à notre goût et selon la saison, à la fois diététiques et agréables à consommer. Un tzatziki diététique, c'est-à-dire avec fromage à 0 %, citron, sel, poivre, un peu d'ail, quelques morceaux de concombre, accompagnera aisément des radis ! Une sauce moutarde douce sera parfaite pour les tomates cerises. Bref, imaginez des accompagnements light pour croquer ces produits. Vous verrez même les autres membres de la famille vont finir par les consommer.

Il est également intelligent d'acheter d'avance des produits portionnés. On peut ainsi plus aisément calibrer sa nourriture… voire se contenter d'un carré lorsque le chocolat est préemballé et pas en tablette, ou d'un morceau si le camembert est déjà découpé.

De même, faire un régime doit s'accompagner d'un effort lorsque l'on met la table. Inutile de bâcler les repas et de les « dévaloriser » sous prétexte qu'ils sont diététiques. Une table bien mise, une attention particulière à la présentation, un peu de temps pour prendre le repas au lieu de l'avaler à toute allure renforcent le sentiment qualitatif de l'alimentation, essentiel en ces périodes-là.

Les dangers qui vous guettent au supermarché

Évidemment, pousser son Caddie® dans les allées d'un supermarché revient à se propulser sur le terrain de prédilection de toutes les tentations. Pour les déjouer, faites d'avance une liste précise de courses. Ensuite, apprenez à décrypter l'étiquetage nutritionnel de ce que vous achetez, règle fondamentale à appliquer tant nous achetons trop d'aliments sans savoir précisément ce qu'ils sont.

En premier lieu, il est primordial de connaître la valeur énergétique de l'aliment (on peut l'exprimer en kilojoules – mesure qui n'intéresse plus la population – et en kilocalories, que nous appelons simplement les calories), ses teneurs en protéines, en glucides et en lipides en grammes, ou encore, pour avoir des informations plus complètes, la valeur énergétique (en kilojoules et en kcal) avec les protéines, les glucides dont les sucres – ce qui permet de connaître la composition en sucres rapides –, les lipides dont les acides gras saturés – ce que nous aimons le moins –, les fibres alimentaires et le sodium. L'étiquetage nutritionnel s'est enrichi pour les glucides de deux mentions : « dont sucres » et « dont amidon ». « Sucres » au pluriel signifie les sucres simples, comme le glucose, le saccharose (le morceau de sucre), le fructose (le glucide majoritaire du fruit), le lactose (le glucide du lait), le maltose (provenant de l'amidon)... Quant à l'amidon, c'est le glucide que l'on retrouve dans les féculents, les céréales, etc.

La valeur calorique d'un produit pour 100 grammes permet d'apprécier s'il est riche ou non ; il convient ensuite de vérifier s'il ne contient pas trop de lipides, c'est-à-dire les graisses, et qu'il y a toujours plus de protéines que de lipides, surtout dans un plat industriel. C'est grâce à cela que vous arriverez à faire la différence entre les aliments d'une même catégorie.

La liste des ingrédients

Elle comprend tous les composants entrant dans la fabrication du produit acheté par le consommateur. Les ingrédients sont énumérés dans l'ordre pondéral décroissant de la formule de fabrication. Par exemple, dans un plat préparé de bœuf bourguignon de 400 grammes, lire en premier « pommes de terre 40 % », puis « bœuf 20 % » signifie que les pommes de terre représentent 40 % du poids de l'ensemble, soit 160 grammes, le bœuf 80 grammes et la sauce peut-être le reste. Quand vous découvrez « riche en » (crème, tomates...), la quantité doit être affichée. Les additifs, eux, sont classés par catégories et désignés soit par leur nom, soit par leur numéro européen (la lettre E). De même, les produits alimentaires issus de culture OGM (organisme génétiquement modifié) doivent être signalés sur l'étiquetage. On admet la présence fortuite d'OGM pouvant survenir au stade de la semence, de la culture ou du transport, à partir du seuil de 0,9 %. Cela aide à savoir si nous achetons réellement le produit que nous souhaitions consommer, donc de s'alimenter correctement.

Or n'est-ce pas ce que nous devons absolument entreprendre dans le cadre d'un régime ? Apprendre pour comprendre et mieux manger, à court comme à long terme ?

CHAPITRE 22

Apprendre à vivre son régime

Ces quelques conseils de maîtrise des tentations domestiques édictés, d'autres précautions sont à prendre, d'autres attitudes à envisager avant d'entamer un régime.

La date de début du régime

Qu'il s'agisse de la méthode faisant l'objet de ce livre comme de toute autre, sachez que démarrer un programme d'amaigrissement sur une impulsion n'est pas du tout recommandé.

Loin de moi l'envie d'embrouiller la situation ou d'évoquer ici un quelconque souci intellectuel tordu. C'est simplement parce qu'un régime nécessite un temps de préparation pour se motiver intellectuellement, à la façon des sportifs, mais aussi parce qu'il faut éviter d'entamer ce processus long et complexe à des périodes compliquées.

Regardons l'exemple de l'été : nombreux sont les personnes qui souhaitent débuter une cure d'amincissement juste avant les vacances. On les comprend, puisqu'il s'agit d'avoir la plus belle image de soi avant de se dénuder. Mais les vacances sont une période de détente et de convivialité peu propice aux régimes. Mieux vaut s'embarquer dans ce long voyage soit après ces congés, soit bien avant.

L'idéal est de commencer à une époque où, pendant une dizaine de jours au moins, vous savez que vous ne serez en rien sollicités par des événements exceptionnels (fêtes, anniversaires, invitations) ; avoir un tempo de vie calme, sans tentations démotivantes, vous aidera à prendre l'habitude du régime en vue de vous créer un système routinier.

Très souvent, les patients démarrent en début de semaine. Je pense là encore que c'est une erreur. Il me paraît plus astucieux de débuter durant un week-end, période où on est plus tranquille pour organiser sa nourriture, faire les courses et se contrôler.

Comment gérer les invitations ?

Rien de pire que de refuser une invitation parce qu'on est au régime, ou de prévenir son hôte et lui compliquer la tâche.

Sachant que, dans ces situations, on ne peut gérer la qualité des aliments, il reste deux solutions pour ne pas faire exploser l'apport calorique de ces instants-là : jouer sur les quantités, et, si possible, éliminer ce qui est superflu sans vexer la personne qui vous reçoit.

Attention donc aux apéritifs qui sont souvent des mini-repas, aux verres de vin à répétition, aux fins de dîners où les chocolats traînent sur la table, au pain que l'on grignote en attendant le plat, au fromage !

En cas de déjeuner ou soirée trop riche, vous pourrez toujours mettre en pratique les différentes techniques de récupération (je les explique plus loin), afin d'équilibrer plaisir, convivialité et régime.

Par ailleurs, même s'il est préférable ne pas trop répondre aux invitations au début d'un régime, ne les évitez pas toutes. Parce que se frustrer de toute vie sociale serait pernicieux. Parce qu'il faut apprendre à résister aux tentations (mesurées). Parce qu'il convient aussi de savoir se débrouiller dans ce genre de moments, apprentissage utile une fois le régime terminé. C'est un exercice supplémentaire, plus rude pour ceux qui ont une vie amicale ou mondaine intense... mais on ne peut pas tout avoir !

Que faire au restaurant ?

Le restaurant est une épreuve difficile, car, à part les brasseries traditionnelles, il propose des plats plus appétissants que ce que nous préparons rapidement chez nous (en général, du moins...).

Si vous allez fréquemment dans ces temples de la gourmandise, il est utile de savoir choisir les établissements compatibles avec votre campagne d'amincissement. Les restaurants traditionnels, les brasseries se prêtent volontiers à l'exercice d'un régime. À vous de bien les sélectionner, en vérifiant les plats qu'ils proposent et leur adéquation avec les exigences devenues les vôtres. On trouve à peu près partout aujourd'hui une viande ou un poisson cuisiné avec peu de matière grasse, accompagné d'une assiette de légumes, ainsi que des fruits, des salades de fruits et, en hors-d'œuvre, des salades de haricots verts, d'asperges, de champignons... Le vrai piège à éviter est celui du pain déposé sur la table, du beurre, sur lesquels on se jette, comme des boissons alcoolisées ou des cacahouètes. Reste que s'asseoir à la table d'un restaurant relève de l'exercice assez difficile, qui nécessite d'avoir réellement « décidé de maigrir ».

Comme je refuse qu'un régime se résume à des frustrations permanentes et que je sais combien il doit correspondre aux modes de vie actuels, vous verrez que j'ai anticipé ce « piège » de la restauration en intégrant certaines formules de restaurant, une fois, voire deux maximum, par semaine.

Enfin, on pourra pratiquer des techniques de récupération qui, d'un point de vue nutritionnel, sont une manière de contracter un repas exceptionnel sur deux repas de régime. Le principe est simple : lorsqu'on mange plus à un repas, la diminution de l'autre permet d'équilibrer le bilan énergétique.

Mais j'anticipe…

Chapitre 23

Entreprendre aussi une activité physique

Dans une époque vouant un culte de plus en plus exacerbé au sport, la pratique d'une activité physique est présentée comme l'un des éléments indispensables à une bonne santé et au succès d'un régime. Comme tout ce qui est devenu un phénomène de société, on en présente les avantages (assez grossièrement) sans jamais prendre le temps d'expliquer les différences existant entre les multiples activités possibles. Pour autant, si inciter le plus grand nombre à s'adonner à une discipline sportive est bien en soit, le sport à lui-seul peut-il se substituer à un régime, voire faire perdre du poids comme certains le croient ?

Le sport accroît l'appétit

Nombre de personnes sont persuadées que pratiquer un sport fera fondre leurs kilos. Cette croyance est fausse si elles ne sont pas capables de maîtriser parallèlement leur alimentation. Car le sport a pour effet d'augmenter l'appétit, selon un système naturel et cohérent faisant que le corps tente toujours d'équilibrer les apports et les dépenses. Si bien qu'en période de régime, si nous ne sommes pas capables de dominer cette sensation, le sport s'avérera extrêmement bénéfique pour la santé, mais n'agira pas en faveur d'une perte de poids.

Cela dit, l'activité physique ne se réduit pas à la seule activité sportive. La quantité totale d'énergie que nous dépensons lorsque nous faisons du sport dépend bien entendu de son intensité, mais également de sa durée et de sa fréquence. Sans compter le fait que les caractéristiques du sujet qui la pratique, son poids, son niveau d'entraînement, sa capacité respiratoire définissent tout. Voilà pourquoi ce qui prime dans toute pratique liée à un régime, c'est d'augmenter le niveau d'activité physique. Il deviendra alors possible d'améliorer la perte de poids, parce que nous augmenterons notre dépense d'énergie par le biais de cette pratique.

Les bénéfices du sport en général

Je laisse à d'autres le soin de détailler l'ensemble des bénéfices incontestables qu'une activité physique régulière provoque sur la santé, mais rappelez-vous qu'elle agit comme un facteur de prévention de nombreuses maladies, y compris le cancer, le diabète, les maladies cardiovasculaires, le déclin cognitif, et qu'elle diminue les risques d'une maladie de la vieillesse.

Il semble aussi que le sport agisse quasiment comme un antidépresseur, par un effet d'excitation et d'augmentation des hormones du plaisir, ce qui permet parfois de lutter contre les états de mélancolie, les petites dépressions, etc.

Quel est l'impact du sport dans un régime ?

Plusieurs expériences ont été menées pour vérifier le rôle joué par une activité physique dans le cadre d'un régime.

On a, par exemple, séparé des groupes en trois : l'un suivait un régime, le deuxième pratiquait exclusivement un sport, le troisième démarrait au même moment pratique sportive et alimentation contrôlée. Eh bien, les membres de ce dernier ont atteint plus fréquemment leur objectif que les autres.

Ce qui souligne le rôle d'accompagnement que joue le sport dans ce contexte, phénomène connu si on pratique une activité régulière. Ce qui montre aussi la nécessité de surveiller son alimentation, le sport étant un atout supplémentaire et non le socle même de l'amaigrissement.

D'autant que ce dernier coupe l'appétit chez certains mais l'augmente chez d'autres, suivant l'intensité de sa pratique. À court terme, après un effort brutal, la sensation de faim ressentie est la plupart du temps en relation avec une légère hypoglycémie, que l'on calme non en consommant énormément aliments, mais en absorbant des sucres à distribution lente ou semi-lente, comme par exemple des fruits ou du pain, sans matière grasse si on est au régime – donc pas de barre chocolatée ! Il est rare que l'effort soit suffisamment intense pour nécessiter une alimentation de récupération. En somme, aucune inquiétude, il n'y a pas besoin de s'alimenter après avoir fait un exercice physique, en tout cas modéré. Il est en revanche nécessaire de boire.

Les bienfaits de la musculation

Les dépenses d'énergie indiquées par les compteurs des appareils mesurant le nombre de calories brûlées au cours d'un effort ne sont pas significatives de la réalité. L'essentiel de la dépense se situe en effet au niveau de la consommation d'oxygène qui va se poursuivre après l'effort. Rappelons qu'une dépense de 200 à 300 calories (alors qu'un yaourt nature en vaut 60) durant un exercice physique (à condition que la mesure soit exacte) n'est pas représentative de la réalité de l'effort physique sur la perte de poids.

Voilà pourquoi il m'arrive fréquemment de conseiller la musculation, y compris pour les femmes, tant l'augmentation du volume du muscle (source de dépense d'oxygène et d'énergie) va bien au-delà de la simple gonflette – n'ayez crainte, mesdames, vous ne ressemblerez jamais à un bodybuilder, sauf si vous le souhaitez.

Plus l'activité physique est intense, plus elle sera bénéfique à la perte de poids, mais sous la seule condition de ne pas aller au-delà de ses limites et d'être capable de tenir une pratique sur la durée, seule garantie des bénéfices de l'effort. Et lorsqu'on ne sait pas faire de sport, mieux vaut s'adresser à un kinésithérapeute, professionnel capable de vous conseiller dans l'activité physique.

Autre remarque d'importance : il est normal de prendre du poids lorsque l'on entame une activité physique. Ces kilos ne proviennent pas simplement de l'ajout de fibres musculaires, mais de l'apparition d'une quantité d'eau allant se nicher dans le muscle lorsqu'il s'allonge à la suite de la pratique sportive. Voilà pourquoi (ce n'est donc pas une légende), il arrive que, malgré un régime, on observe une prise de poids, laquelle tient seulement à l'augmentation de l'eau circulant dans le muscle, eau qui disparaîtra dès que l'on arrêtera le sport quelques jours. La variation de poids est de l'ordre de deux kilos.

On le voit : la silhouette est le critère indispensable de la réussite d'un régime. Une silhouette que la nourriture maîtrisée et équilibrée façonne, mais que le sport affine.

Chapitre 24

Au jour le jour, comment vivrai-je le régime ?

Je ne cesse de le souligner : le plus difficile dans un régime est de le suivre. De ne pas craquer, de ne pas flancher, de ne pas se laisser aller à prendre des chemins de traverse. Pour éviter ces désagréments, le mieux est de s'astreindre à une discipline alimentaire, qui, même si elle paraît relativement facile en l'occurrence, nous malmènera forcément psychologiquement. Aussi, histoire de savoir dans quelle aventure on s'engage et d'en anticiper les épreuves, il me paraît important de dévoiler dès maintenant les étapes – tantôt enthousiasmantes, tantôt délicates – qui jalonneront votre nouveau parcours santé.

Comment se déroulera la première semaine ?

Soyez assurés que, plus la motivation et les raisons de maigrir sont fortes, plus l'opération se révélera aisée.

Les premiers jours du régime constituent une phase d'apprentissage où les habitudes se prennent. Il est donc important d'appréhender cette période avec mesure et intelligence, tant c'est à ce moment que l'on peut faire des erreurs.

Les plus fréquemment commises sont :

– se tromper sur les portions ;
– mal évaluer les assaisonnements ;
– négliger les « mini-grignotages » ;
– se tromper dans les modes de cuisson ;
– accepter dès le départ les invitations et les fantaisies alimentaires qui ne seront possibles que lorsque vous aurez une vraie maîtrise du régime ;
– parler de votre régime à tout bout de champ, quitte à lasser l'entourage, vous mettant alors dans une situation de compétition qui accentuera la crainte de l'échec ;
– se peser tous les jours pour traquer la perte de poids, qui, si elle n'est pas au rendez-vous, entraînera un grand découragement ;
– démarrer une activité physique en force, sans préparation, quitte à s'épuiser et bien entendu arrêter immédiatement.

Le démarrage s'accompagne d'un peu de curiosité, la détermination est présente les premiers jours et, si tout se passe bien, on peut rapidement plonger dans une sensation d'euphorie. De cela il faut se méfier. Car à chaque moment vous devez vous souvenir avoir entamé une entreprise de longue haleine dont seul le résultat final comptera.

Voici mes conseils pour cette première semaine :

– Essayez le plus possible de préparer vos menus à l'avance, pour ne pas être pris au dépourvu. Et de faire les courses pour la semaine.

– Nettoyez vos placards. Enlevez tout ce qui n'est pas compris dans le régime, quitte à le démarrer plus tard si vous voulez finir vos restes. En famille, essayez de préparer un placard spécial pour votre régime, et réservez-vous un espace dans le réfrigérateur.

– Faites un stock d'épices, d'herbes, de condiments diététiques comme la moutarde, la sauce soja, les jus de citron en bouteille, le ketchup…

– Laissez dans votre réfrigérateur des aliments à consommer en cas de faim ou de désir de manger, à forte connotation diététique : crudités en bâtonnet, œufs durs, produits laitiers à 0 %, fruits…

– Efforcez-vous de ne pas faire le moindre écart pendant les sept premiers jours, à l'exception de tout ce qui est absolument obligatoire.

– Prenez le temps de calibrer vos rations, y compris avec une balance si besoin, pour bien avoir ensuite le « compas à l'œil ».

– Si possible, élaborez vos assaisonnements vous-même. Si vous utilisez les sauces préparées du commerce, souvenez-vous que, en cas de vinaigrette allégée, vous avez droit à trois cuillerées à soupe, et, pour une vinaigrette normale, deux cuillerées à soupe.

– Ne tentez pas d'expérience culinaire pour le moment ; il faut surtout banaliser le régime et faire simple.

Comment se déroulera la deuxième semaine ?

Il est rare qu'un patient arrête un régime après une semaine. En général, si cela se produit, c'est en raison d'une cascade d'invitations et de repas au restaurant, car il a peiné à préparer ses déjeuners et dîners ou parce que les sensations de faim, voire les envies de manger et grignoter surviennent chez lui à chaque instant. Comme il ne faut jamais oublier qu'un régime n'est en rien une partie de plaisir, combattre les difficultés est essentiel dans ces premiers huit jours. Car si vous ne réussissez pas cette fois-ci, ce ne sera pas la faute du régime, mais parce que vous aurez manqué de combativité dès le démarrage. Peu importe si la perte de poids n'est pas rapide, tous les gens ayant déjà échoué dans des cures d'amaigrissement vous le diront : l'important est de réussir… ne serait-ce qu'à tenir un peu.

Durant cette première semaine, les yeux braqués sur la balance, terrorisé on guette chaque jour la moindre perte de poids. Or cette courbe n'a de valeur que *d'une semaine sur l'autre*. N'oubliez jamais que si vous suivez toutes les consignes de votre régime, vous êtes sûr de réussir, quelle que soit ce qu'indique l'aiguille. C'est une question de temps, de patience.

Si tout se passe bien, cette deuxième semaine permet de prendre sa vitesse de croisière. N'essayez pas de faire original, banalisez progressivement le régime jusqu'à trouver normale l'alimentation que vous consommez. Si c'est difficile, considérez que vous êtes toujours en phase d'apprentissage et n'attendez pas de résultats concrets immédiats, concentrez-vous simplement sur le suivi de la méthode jour après jour.

Ce sont les pulsions de faim et les envies de grignoter qui vous menacent surtout. Songez que plus on interdit un aliment, plus le désir de le consommer est fort ; ce n'est pas l'aliment qui nous manque, mais la peur de manquer de lui. Les boulangeries, fromageries, charcuteries ne vont pas fermer la semaine prochaine : tout ce que vous ne consommez pas ces temps-ci sera à votre disposition plus tard !

Voici mes conseils pour cette deuxième semaine :

– Durant cette semaine d'ajustement, il est bon de faire un point sur ce qui s'est passé les huit jours précédents et de tenter de résoudre les difficultés apparues.

– Surveillez les moments où vous avez eu faim, où vous avez connu la tentation de grignoter, et essayez de déterminer si ces envies apparaissent à un horaire précis, en raison de circonstances particulières. Tentez ensuite de les relier à une sensation psychologique (anxiété, peur, panique, ennui…) Une fois l'analyse terminée, efforcez-vous d'éliminer de votre quotidien les situations à risque, ou de tenir à votre disposition des aliments diététiques. En cas d'horaire particulier, il est facile de choisir un aliment de l'un des repas et de le réserver à cet instant.

– Cette semaine est parfaite pour démarrer une activité physique. Rappelons qu'une marche de 20 minutes une heure avant un repas entraîne une diminution de l'appétit. Redisons également que les gens qui entament une activité physique en même temps qu'un régime réussissent plus souvent que ceux qui pratiquent l'un ou l'autre. Soyez toutefois modéré dans votre pratique ; ce qui comptera, c'est la progression. Tentez d'augmenter par palier de 5 % chaque semaine votre activité. Par exemple, si vous avez réussi à marcher 20 minutes, prolongez une minute supplémentaire chaque semaine. Vous pouvez également choisir de ne pas augmenter la durée de votre activité physique, mais plutôt son intensité.

– C'est aussi le moment d'observer votre façon de manger à table. Essayez de ralentir le rythme du repas, prenez le temps de déguster les mets, de distinguer les goûts et les saveurs.

– Si des envies alimentaires vous tenaillent, notez-les. Il faudra les assouvir. Nous le ferons la semaine suivante.

– Entraînez-vous à faire un repas de récupération, juste pour le principe et histoire de tester votre capacité à rembourser un écart en vue de la réintroduction du plaisir.

Comment se déroulera la troisième semaine ?

Le grand danger d'un processus d'amaigrissement, ce sont les turbulences. En deux semaines, vous avez maigri, donc vous avez l'impression d'avoir pris l'habitude du régime. Or c'est le moment où vous risquez de retrouver vos anciennes habitudes alimentaires, et d'en minorer l'importance, parce que vous avez perdu un peu de poids. Mettez-vous dans la tête que votre régime ne fait que commencer. Il faudra un certain nombre de jours avant d'obtenir le résultat escompté.

Deux hypothèses :

– Votre régime dure ; il est probablement moins agréable de manger avec vous et vous avez tendance à en parler trop souvent. Les réflexions de votre entourage vont survenir. Alors n'en parlez pas trop, maintenez votre cap. Si vous êtes obligé de manger un peu plus en qualité, essayez de jouer sur les quantités. Le régime est votre affaire, pas celle des autres.

– Malgré vos efforts, vous n'avez pas maigri ou très peu. Une forme de découragement s'installe, avec parfois de la colère contre la méthode qui « ne fonctionne pas ». Vous vous trompez : ce n'est pas le régime qui est à remettre en question, mais plutôt les erreurs que vous avez commises ou votre impatience. Serrez les dents, retrouvez de la combativité, et ne durcissez pas votre régime. Tant que vous ne suivez pas parfaitement le programme, n'en tentez pas un autre plus restrictif. Dites-vous simplement que votre régime n'a toujours pas commencé.

Voici mes conseils pour cette troisième semaine :

– Contrôlez vos rations et vérifiez que vous n'êtes pas en train d'augmenter tout doucement les quantités.

– Commencez à jouer avec la nourriture, et essayez d'utiliser les ingrédients du régime soit pour fabriquer vos propres recettes diététiques, soit pour améliorer progressivement le goût des plats. C'est la semaine de la cuisine ; testez les goûts, les saveurs, soyez originaux.

– Sonne aussi l'heure de faire une expérience et de tenter un repas agréable, en choisissant avec soin ce que vous avez le plus envie de manger et en le cuisinant vous-même. Ne vous inquiétez pas si, le lendemain matin, il y a une reprise de poids sur la balance : celle-ci tiendra au volume d'aliments supplémentaires consommés, voire à un petit excès de sel. Rien de grave, tout rentrera dans l'ordre rapidement.

Comment se déroulera la quatrième semaine ?

En principe, si vous êtes parvenu à suivre le régime, cette quatrième semaine apparaît comme une étape agréable, car votre entourage commence à remarquer votre perte de poids et à en parler. Ne soyez pas surpris des réactions, parfois déroutantes, des gens. Se manifesteront jalousie, affection, empathie, inquiétude... Donc, certains se réjouiront, d'autres vous féliciteront, d'autres encore vous questionneront, quelques-uns, enfin, vous expliqueront pourquoi vous échouerez et reprendrez vos kilos !

Par ailleurs, inutile de vous jeter sur vos vêtements pour en changer ; vous avez le temps. Les modifications de silhouette sont décalées par rapport à la perte de poids ; il arrive même que des personnes perdant beaucoup de kilos ne voient pas leur physique évoluer. C'est plus tard, une fois le poids stabilisé, que celui-ci se transforme réellement. Ce sont les « modifications » de masse dont je vous ai parlé précédemment.

Cette quatrième semaine n'est pas une période dangereuse, car vous êtes encore sur la lancée. Mais vous espérez obtenir les mêmes résultats qu'en début de régime ; or, en maigrissant, votre dépense d'énergie va se modifier et la perte de poids se ralentir. Elle ne s'arrêtera pas, mais elle réduira sa cadence. Tout cela est normal. Or la tentation est grande, alors, de se fixer une date de fin. Sachez-le : le régime sera réellement terminé lorsque vous aurez atteint, à quelques pourcentages près, le poids que vous souhaitez obtenir. Atteindre cet objectif prendra le temps que cela prendra, inutile donc d'entrer dans la spirale « je ne perds pas assez de poids, donc je vais faire un régime plus difficile », car alors : « je vais de moins en moins bien le supporter, donc je risque de craquer, donc je vais culpabiliser, donc je me mettrai dans un état psychologique propice à l'arrêt du régime… »

C'est encore durant cette semaine que peuvent survenir de petits désagréments physiques. Même si le régime n'est pas carencé, la modification de votre prise alimentaire entraînera une sensation de fatigue, verra l'apparition de quelques crampes, la survenue de fourmillements dans les mains ou les pieds, des difficultés à vous endormir, une irritabilité… Les cocktails de vitamines, associés à du magnésium et à du potassium sur prescription de votre médecin, aideront à venir à bout de ces aléas, tout comme les tisanes ou infusions conseillées par votre pharmacien. N'hésitez jamais à les demander.

Voici mes conseils pour cette quatrième semaine :

– Soyez capable de définir combien d'écarts vous souhaitez faire dans la semaine. Mais sans perdre de vue que vous êtes « totalement » au régime et pas « à peu près », sous prétexte que vous avez déjà perdu quelques kilos.

– Méfiez-vous des tentations sociales, car vous allez commencer à vous relâcher et à accepter avec beaucoup plus de facilité les sollicitations, synonymes d'écarts.

– Profitez de cette période pour devenir un peu nutritionniste. Essayez de vous entraîner à élaborer vos repas vous-même, en testant de nouveaux aliments, de nouvelles combinaisons d'aliments, en vérifiant vos portions juste à l'œil, quitte à les peser après vous être servi.

Comment se déroulera le deuxième mois ?

Voici venu le mois de tous les dangers. Rares sont les personnes qui interrompent le régime à cette période-là… ou qui disent l'arrêter. Pourtant…

En vérité, entre le ralentissement de la disparition des kilos (absolument normal), la multiplication des écarts (idem), la banalisation du régime, vous aurez le sentiment de respecter parfaitement la méthode alors que vous en serez loin. Vous risquez surtout de ne plus vous rendre compte de la moindre incartade, de la minimiser sous prétexte que vous savez avoir maigri, et pensez savoir maigrir.

Le grand danger est de passer un mois entier sans observer la moindre perte de poids, pour conclure que finalement le régime ne marche pas – « comme les autres » – et reprendre vos habitudes alimentaires précédentes, donc… les kilos.

Une perte de deux kilos mensuels indique que vous êtes bien dans le régime ; en dessous, à moins que vous en soyez conscients, vous n'êtes plus dans le régime ou en tout cas plus dans le même régime qu'au départ. Or il n'y a rien de plus ennuyeux et inefficace qu'un demi-régime, car on a les inconvénients d'un processus d'amaigrissement drastique sans en éprouver ni visualiser les avantages. On ne mange pas exactement comme on en a envie, et on n'obtient pas de perte de poids ; un demi-régime ne donne malheureusement pas un demi-résultat !

Ne perdez pas de vue que plus vous maigrissez et moins la cadence sera rapide. C'est lorsqu'elle se stabilisera qu'on commencera à utiliser des séquences, et non pas des régimes, pour s'accorder des petits coups de pouce.

Voici mes conseils pour ce deuxième mois :

– Votre régime se gagne maintenant. Tous ceux ayant compris que la première période était la plus facile et combien la deuxième est celle qui donne le gage de la réussite atteindront leur objectif. Comme les prises de poids sont récidivantes, l'idée de suivre de nouveau un régime ne sera pas, pour eux, un traumatisme.

– Les personnes n'ayant pas atteint les objectifs souhaités sont face à deux possibilités : soit persévérer pour s'améliorer, quitte à utiliser un carnet alimentaire afin de s'autoévaluer ; soit arrêter durant une quinzaine de jours pour se préparer mentalement à redémarrer le régime plus tard et reprendre tout à zéro. Ne vaut-il pas mieux persister ?

Comment se dérouleront les mois suivants ?

Un régime ne doit pas durer une éternité. L'idéal est de le suivre durant trois mois, trois mois et demi, de s'arrêter quelques semaines et de reprendre ensuite une alimentation semi-normale. Comme avec un repas par jour à la façon du régime et un second repas à sa guise. Ou en revenant aux trois repas traditionnels en conservant l'un totalement libre.

En tout cas, ceux qui auront suivi le régime au minimum durant deux mois auront remporté leur pari. Ils (vous) se seront approprié les standards de cette méthode, gage de leur (votre) succès. Bravo à eux (et bientôt) à vous.

Cinquième partie

Votre nouveau régime 100 % efficace, 100 % durable : le « 2 repas, 1 en-cas »

Où, après avoir entendu et compris les tenants et aboutissants, l'on passe à l'action !

Avec méthode, mode d'emploi, conseils et menus à suivre avec passion et patience, conviction et confiance, ténacité et persévérance.

Car, au bout du chemin, ce sont vos kilos qui auront disparu.

Chapitre 25

Mode d'emploi

Dans cette nouvelle méthode fondée sur une formule nutritionnellement équilibrée – il me paraît important de le rappeler –, vous allez avoir à votre disposition trois formules différentes selon que vous êtes un homme ou une femme. Objectif : personnaliser au maximum votre régime « 2 repas, 1 en-cas » afin de le rendre plus pratique et efficace.

Pour ceux (et celles) qui veulent (ou peuvent) se passer du petit déjeuner

La première formule comporte un **déjeuner**, un **dîner** et une **collation** que vous pouvez utiliser à n'importe quel moment de la journée.

Elle s'adresse aux personnes ayant l'habitude de ne pas prendre de petit déjeuner tout en leur permettant de bénéficier d'un mini-repas n'importe quand.

Comme il n'est pas impossible, pendant le régime, que vous ayez envie de succomber un jour aux charmes du petit déjeuner, pas de souci ni de culpabilité : la collation est là pour ça.

Pour ceux (et celles) qui veulent (ou peuvent) supprimer le déjeuner

Cette deuxième formule s'adresse aux gens qui, par goût, par habitude, par obligation professionnelle, ne peuvent prendre ou n'ont pas envie de prendre un déjeuner.

Le **petit déjeuner** est alors plus copieux, accompagné d'une **collation** dans la journée pour éviter les sensations d'appétit ou de faim, avant le **repas du soir**.

Pour ceux (et celles) qui veulent (ou peuvent) éviter le dîner

La troisième formule est à destination des candidats à l'amaigrissement n'appréciant pas le dîner, soit par envie de faciliter leur existence, soit parce que leur **déjeuner** est copieux, soit par pure volonté individuelle.

La **collation** peut, dans ces cas, être prise à n'importe quel moment de la journée entre 15 heures et le coucher.

Une formule souple qui s'adapte à vous et à vos envies

Il est possible de mixer les formules entre elles.

Le week-end, par exemple, on peut très bien utiliser la formule sans petit déjeuner ou la formule brunch, alors que, en semaine, on adopte une autre option.

Les journées sont aussi interchangeables d'une formule à l'autre. On peut ainsi pratiquer le lundi une formule sans petit déjeuner et le lendemain adopter la proposition sans dîner, etc.

De même, à l'intérieur de chaque journée et quelle que soit la formule utilisée, il est possible d'inverser les repas ou les recettes.

Le jeûne de 16 heures intermittent comme joker

Si vous souhaitez recourir au jeûne intermittent, vous pouvez prendre n'importe quel plan de repas dans chaque formule, à condition de vous assurer que, pendant 16 heures minimum et 20 heures maximum, vous ne consommerez pas d'autre repas. Car, dans cette formule, l'important n'est pas le repas, mais sa suppression.

L'atout de la liberté

Les horaires des repas ne sont en rien un critère important ; faites ce que vous voulez. La répartition des aliments dans la journée doit en effet se pratiquer selon vos habitudes et votre goût. Elle peut varier d'une journée à l'autre, d'une semaine à l'autre, et même (chez ceux qui travaillent la nuit) en prenant cette donnée en compte.

Le plus important est de respecter la nature de ce régime, soit la formule « deux repas + une petite collation ». Plus vous vous sentirez libre, plus mincir efficacement sera facile.

Chapitre 26

Quid des portions ?

La plupart du temps, lorsque je propose des régimes avec des quantités déterminées, mes patients manifestent de l'inquiétude. L'idée de s'imposer des pesées alimentaires les effraie. Il est vrai que ce travail relève du pensum rébarbatif si on ne prend pas le temps de l'expliquer, alors qu'il est essentiel.

Explications.

Pourquoi peser ?

Il est fondamental de comprendre qu'élaborer un régime précis, aux résultats connus à l'avance, sans déterminer exactement les quantités des aliments à consommer se révèle impossible. Comme même une feuille de radis contient quelques calories, décaler l'équation énergie consommée/énergie dépensée est obligatoire pour perdre des kilos, sous peine de ne jamais voir l'aiguille de la balance repartir dans le bon sens.

Pour autant, les moyens de contourner l'obstacle existent.

D'abord, parce que la pesée alimentaire ne nécessite pas une précision chirurgicale. Il suffit de contrôler la ration d'un aliment une fois de temps en temps pour s'entraîner à prendre l'habitude de consommer régulièrement la même portion et vérifier que l'on n'est pas progressivement en train d'augmenter ses rations et revenir à celles d'avant.

Ensuite, les étiquettes alimentaires et les emballages des produits permettent aujourd'hui de contrôler les portions sans avoir besoin de les poser sur une balance.

Enfin, on peut utiliser une assiette, la poser sur une balance et contrôler le poids des aliments, pour rendre l'opération encore plus simple.

Est-ce si compliqué, si difficile ?

En toute franchise, je ne le pense pas. Il s'agit juste d'un effort éducatif salutaire.

Je recommande d'ailleurs à mes patients d'entamer leur régime à une période où ils seront tranquilles pendant une à deux journées, histoire d'assurer cette préparation indispensable à la bonne qualité de l'amaigrissement.

Vous verrez donc, dans les menus du régime que j'ai élaboré pour vous, que j'ai défini par avance des portions. Adaptées à chaque type d'aliments.

La portion idéale de crudités et de légumes

La bonne portion de légumes classiques serait en principe de 200 grammes. Vous trouverez cependant dans ce livre des équivalences destinées à vous montrer que, dans certains cas, on peut augmenter ou diminuer cette quantité.

Cependant, pour cette catégorie d'aliments, raisonnons différemment. A fortiori, si vous êtes capable de consommer des quantités plus importantes que celles que je recommande. Vous envisagez de manger de très grandes portions de légumes ou de fruits ? Aucun souci pour moi ; au contraire : ne vous en privez pas. Les gros avaleurs étant susceptibles de consommer autre chose en cas de faim ou de sensation d'appétit, mieux vaut des fruits et des légumes que des produits à forte densité calorique.

Les légumes comptent de 25 à 60 calories pour 100 grammes, les fruits de 40 à 90 calories, ce qui reste très peu en comparaison des autres catégories d'aliments. Retenez, par exemple, que 25 grammes de fromage valent 100 calories, autant que 300 grammes de tomates.

La portion idéale de matières grasses

Pour les matières grasses, l'échelle de la portion se compte en cuillerée à café ou à soupe d'huile, faciles d'utilisation en cuisine.

Vous verrez dans ce livre des recettes de sauces ; eh bien, deux cuillères à soupe rases suffisent largement pour un assaisonnement.

Si vous décidez d'utiliser les vinaigrettes du commerce, le dosage est le même ; si vous choisissez les formules allégées, vous pouvez servir deux à trois cuillerées à soupe, selon la sauce.

La portion idéale de protéines : viande, poisson, œuf, fromage, volaille

En général, la **portion d'une viande normale** est de **125 grammes**, mais elle peut varier à cause des teneurs en matière grasse. Vous trouverez les équivalences dans un chapitre. Ne vous traumatisez pas, cependant, car en dehors des viandes dites « grasses », une variation de poids *modérée* n'est en rien un critère important.

À titre d'exemple, rappelons qu'un steak haché congelé pèse 90 à 100 grammes, qu'une entrecôte au restaurant épluchée de sa graisse pèse à peu près 140 grammes, et qu'un steak tartare fait environ 150 à 160 grammes.

L'important, quel que soit le morceau utilisé, est d'enlever la graisse autour.

Pour les **poissons**, la quantité idéale est de **170 à 180 grammes** ; un peu moins pour le thon et le saumon qui sont plus gras, de même que le hareng et l'anguille.

On peut prendre **deux ou trois œufs** à la place d'une portion de viande, à condition de ne **pas le faire plus de deux fois par semaine** – surtout si vous avez un problème de cholestérol.

Avec tous ces produits, une fois que vous aurez le « compas dans l'œil », de faibles variations ne compteront pas. Seul sera intéressant d'effectuer une pesée tous les quinze jours pour vérifier que vous n'êtes pas en train d'augmenter les quantités malgré vous.

La portion idéale de féculents

Sont rangés dans cette catégorie aussi bien les pâtes, le riz, les pommes de terre, la semoule que les légumineuses, c'est-à-dire les lentilles, les fèves, les haricots blancs, les pois chiches.

Une ration de **100 grammes** correspond à **trois ou quatre cuillerées à soupe**, soit un petit bol dans un restaurant exotique. On peut également l'évaluer dans une assiette en considérant qu'il s'agit d'un quart de son contenu.

La portion idéale de pain

Depuis quelque temps, nous sommes nombreux à redonner au pain de boulangerie ses lettres de noblesse. Pourquoi ? Parce qu'il est de loin préférable de consommer ce pain-là, tant les proportions des pains industriels varient considérablement d'une marque à l'autre, même lorsqu'on parle d'une simple tranche.

Si vous voulez éviter de peser le pain, demandez à votre boulanger de le trancher ; c'est une bonne façon d'apprécier le poids d'une tranche.

Une tranche de pain de boulangerie pèse environ 15 grammes. À vous, selon la quantité mangée, d'établir le nombre d'entre elles à prendre.

Pour les viennoiseries industrielles, les tailles varient de 30 à 45 grammes. Elles sont en général plus importantes en boulangerie, ce qui justifie d'acheter des mini-viennoiseries, qui pèsent autour de 30 grammes.

Enfin, les tranches de pain d'épices pèsent environ 15 grammes. Une portion de deux est largement suffisante.

La portion idéale de fromage

Nous recommandons souvent des portions de **25 à 30 grammes.**

Comme ce sont les portions individuelles du commerce, il est préférable (à la fois pour éviter de peser les aliments mais aussi pour éviter de se resservir) de l'acheter portionné ; cela permet, lorsque vous voyez du fromage au programme d'un régime, de savoir qu'une portion prédécoupée est suffisante.

La portion idéale de produits laitiers

Il s'agit toujours d'un produit à l'unité.

Attention : les fabricants ont tendance à augmenter les quantités pour passer de 125 à 150 voire 170 grammes. Une portion de produits laitiers correspond à **125 grammes**, c'est-à-dire un pot traditionnel.

Méfiez-vous aussi des desserts laitiers, qui n'ont rien à voir avec les produits laitiers, car ce sont des préparations en général sucrées et grasses.

CHAPITRE 27

Quelques réponses simples aux questions inévitables que vous vous poserez

Ce régime est-il adapté à toute la famille ?

Oui, on peut le suivre en famille, car les formules homme et femme diffèrent souvent seulement par les quantités. Il suffit donc d'augmenter les portions pour ceux qui ne souhaitent pas perdre des kilos.

Faut-il boire beaucoup d'eau ?

Pas besoin. Seule la soif doit vous guider. L'effet coupe-faim de l'eau dure peu de temps. Mais si en boire vous distrait de la faim quelques minutes, vous pouvez sans risque augmenter votre consommation. N'en faites cependant pas une nécessité : il est possible de boire aussi bien pendant le repas qu'après, les modifications sont si faibles qu'il n'y a pas de consignes particulières à donner.

A-t-on droit aux édulcorants de synthèse ?

Évidemment. Notamment l'aspartame, le Stevia et le sucralose. Contrairement aux rumeurs qui circulent, ces produits sont définitivement considérés comme non nocifs, notamment aux doses auxquelles ils sont consommés par les adultes. Par ailleurs, la rumeur selon laquelle une forte consommation de produits édulcorés augmenterait le goût du sucre a été infirmée par des tests cliniques. Il s'agit d'eau, aromatisée, édulcorée et rien de plus.

Et les sodas light, c'est OK ?

Il n'est pas interdit de consommer des boissons light. Malgré la mauvaise réputation qui pèse sur elles, nous sommes dans le même cas de figure que l'eau. Dénoncer les sodas light relève d'une morale nutritionnelle puritaine n'ayant aucune valeur nutritionnelle réelle.

Le pain doit-il être complet ?

Pas obligatoirement. Mais il est vrai qu'au moment où les Français ont des carences en fibres c'est un avantage. N'en faites cependant pas une nécessité.

Que fait-on avec le café ou le thé ?

On en boit sans se gêner. À volonté comme les infusions. Toujours sans sucre bien sûr.

Et les laitages ?

On peut prendre des laitages, sauf dans deux cas de figure : l'intolérance au lactose et les réelles allergies à la caséine.

Les féculents le midi, vous dites oui ?

Pas de souci, mais, vous le verrez, je les conseille plutôt le soir, parce que leur teneur en tryptophane, des acides aminés qui stimulent la production de mélatonine, favorisent l'apaisement nocturne et l'endormissement.

On m'a parlé des bienfaits régime du sirop d'agave. Votre avis ?

Le sirop d'agave étant en quelque sorte de l'eau sucrée, j'en doute fort. Comme il contient des calories, il ne faut pas en consommer pendant un régime.

Votre régime est-il adaptable ?

Les horaires et la répartition des aliments dans la journée ne sont pas figés ; vous pourrez fabriquer votre propre rythme.

Si je prends de la margarine, c'est light, non ?

Voici une fausse « bonne idée ». Car *primo* la margarine n'est pas beaucoup moins calorique que le beurre et, *secundo*, comme elle est plus molle on a tendance à en mettre plus. Même chose pour les matières grasses allégées.

Le poisson à volonté, c'est forcément régime, n'est-ce pas ?

Ce n'est pas parce que l'on mange du poisson que l'on est au régime. Une portion de viande peut se remplacer par 1,3 portion de poisson. Donc en manger plus ne sert à rien.

Vous parlez du bio ?

Manger bio n'est pas une nécessité nutritionnelle. Le bio n'apporte pas d'avantage en termes de santé. C'est un acte écologique, mais pas médical.

Je vais m'y retrouver comment, avec les fromages ?

L'étiquetage des fromages a changé. Autrefois, on parlait de fromage à moins de 50 % de matière grasse, car on raisonnait sur la quantité de graisse du produit sec, c'est-à-dire débarrassé de son eau. Aujourd'hui, on préfère évoquer la quantité de matière grasse sur la matière totale, c'est-à-dire le nombre de grammes de graisse en fonction du poids du produit. Il s'agit d'un meilleur indice pour apprécier réellement la valeur lipidique d'un fromage. Voilà pourquoi un fromage à 45 % de matière grasse sur la matière sèche ne dépasse pas 23 % de matière grasse sur la matière totale. À vous d'utiliser la formulation qui vous convient le mieux.

Les sauces toutes prêtes sont-elles possibles ?

On peut utiliser les vinaigrettes du commerce, mais il faut nécessairement en contrôler la quantité ; elle sera précisée dans les équivalences.

Et les potages en brique ?

Là encore, pas d'interdit sur les soupes du commerce. À condition de se contenter des potages simples, comme ceux de légumes ou les veloutés, mais en évitant tous les ingrédients non végétaux. Et l'abus de pomme de terre !

En hiver, avec votre méthode, je pourrai adopter les fruits en conserve ?

N'ayez pas peur d'eux (à condition de ne pas boire leur jus), car ils sont à peine plus sucrés que les fruits frais et permettent, comme les surgelés, d'en disposer à toute saison.

Pour donner plus de goût aux plats, je pourrai ajouter du sel ?

Mieux vaut peu saler sa nourriture durant le régime. À la fois parce que notre consommation de sel est considérée comme trop élevée d'une façon générale, mais aussi parce que le sel est un exhausteur de goût qui renforce l'appétit.

Et des plats chez le traiteur, j'y aurai droit ?

Rien n'interdit de manger les préparations d'un traiteur, si vous les choisissez à bon escient. Et sous réserve expresse de surveiller les assaisonnements.

POUR LES FEMMES

Chapitre 28

Le profil sans petit déjeuner

Votre régime de base

C'est sur ce socle qu'ont été établis les menus que je vous présente.

Vous pouvez l'utiliser et élaborer vos propres menus en vous servant des listes d'équivalences proposées plus loin (n'hésitez pas à choisir parfois des aliments plus de « saison » ou à utiliser vos courses déjà présentes dans les placards), ainsi qu'en puisant dans les « plaisirs » et les différents bonus que j'ai concoctés. Mission : établir *votre* régime.

Notez qu'édulcorants, thé, café, tisane, eau, infusion, sont autorisés à volonté.

Déjeuner :

– Crudités en vinaigrette avec 1 à 2 cuillerées à café d'huile
– 1 portion de viande, poisson ou œufs, cuite sans MG
– 4 cuillerées à soupe de féculents cuits sans MG
– Légumes cuits sans MG
– 1 laitage nature 0 % de MG
– 1 fruit

Dîner :

– 1 portion de viande, poisson ou œufs, cuite sans MG
– Légumes crus et/ou cuits sans MG avec 1 cuillerée à café d'huile
– 1 portion individuelle de fromage (20 à 40 grammes selon les fromages)
– 1 fruit
– 1 fine tranche de pain complet de boulangerie

1 collation en matinée, après-midi ou soirée :

Cette collation équivaut à 250 kcal. Vous pouvez la modifier à votre guise à condition de respecter cette valeur.

Collation salée

– 3 fines tranches de pain complet de boulangerie + 1 portion individuelle de fromage à tartiner + 1 fruit

ou

– 4 fines tranches de pain complet de boulangerie + 1 tranche de jambon + ½ cuillerée à café ou 1 noisette de beurre

ou

– 3 fines tranches de pain complet de boulangerie + 1 œuf à la coque ou dur + 1 fruit

ou

– 1 cheeseburger

ou

– 1 petite bouteille de jus de tomate (200 ml environ) + 5 gressins nature

ou

– 1 bol (300 ml) dc soupc (à moins dc 50 kcal/100 ml) + 1 laitage nature 0 % de MG + 1 fine tranche de pain complet de boulangerie

ou

– Tomates cerise à croquer + 8 bâtonnets de surimi + 1 laitage 0 % de MG

ou

– Crudités à croquer + 4 amandes à croquer + 1 pot ou 1 gourde de compote de fruits sans sucres ajoutés

ou

– Bâtonnets de carottes + 1 tranche d'emmental (30 grammes environ) + 1 fruit

ou

– 40 grammes de charcuterie avec une tranche de pain

ou

– 40 grammes de charcuterie + 1 verre de vin

COLLATION SUCRÉE

– 2 tranches de pain d'épices + 1 verre de lait écrémé

ou

– 1 briochette nature ou 1 croissant + 1 laitage nature 0 % de MG

ou

– 3 fines tranches de pain complet de boulangerie + 2 carrés de chocolat + 1 laitage nature 0 % de MG

ou

– 5 à 6 amandes + 3 abricots secs + 2 petits-beurre

ou

– 6 à 7 cuillerées à soupe de céréales, soit environ 50 grammes (à maximum 380 calories/100 grammes) ou 2 barres de céréales à maxi 90 kcal/par barre + 1 verre de lait écrémé

ou

– 4 biscuits type petit-beurre + 1 verre de lait écrémé + 1 fruit

ou

– 5 galettes de céréales nature + 1 pot ou 1 gourde de compote de fruits sans sucres ajoutés + 1 laitage nature 0 % de MG

ou

– 3 fines tranches de pain complet de boulangerie + 1 cuillerée à café de pâte à tartiner + 1 verre de lait écrémé

ou

– 4 fines tranches de pain complet de boulangerie + 1 cuillerée à soupe bombée de confiture + 1 petit pot de fromage blanc nature 0 % de MG

ou

– 5 boudoirs + 1 pot ou 1 gourde de compote de fruits sans sucres ajoutés + 1 laitage nature 0 % de MG

VOTRE RÉGIME AVEC MENUS

Semaine 1

Jour 1

Déjeuner :

– Carottes râpées persillées en vinaigrette avec 1 à 2 cuillerées à café d'huile
– 1 cuisse de poulet grillée sans la peau au paprika
– 4 cuillerées à soupe de boulgour cuit sans MG
– Ratatouille cuite sans MG
– 1 yaourt 0 % de MG
– 1 pêche

Dîner :

– 2 œufs à la coque
– Laitue, haricots verts cuits froids et tomates cerises en vinaigrette avec 1 cuillerée à café d'huile
– 1/8e de camembert
– 1 fine tranche de pain complet de boulangerie
– ½ melon

1 collation en matinée, après-midi ou soirée
(voir encadré p. 181-182)

Jour 2

Déjeuner :

– Rondelles de concombre à la menthe et sauce fromage blanc 0 % de MG
– 1 pavé de saumon poêlé sans MG au jus de citron
– 160 grammes de patate douce vapeur

– Épinards vapeur à la muscade avec 1 cuillerée à café de crème ou 1 cuillerée à soupe de crème à 15 %

– 1 belle tranche de pastèque

Dîner :

– Salade de mâche, chou rouge émincé et 125 grammes de miettes de thon au naturel en vinaigrette avec 1 à 2 cuillerées à café d'huile

– 1 tartine de chèvre chaud (1 fine tranche de pain complet de boulangerie et 30 grammes de chèvre)

– 3 abricots

1 collation en matinée, après-midi ou soirée (voir encadré p. 181-182)

Jour 3

Déjeuner :

– Salade de tomates au basilic et billes de mozzarella (40 grammes) en vinaigrette avec 1 à 2 cuillerées à café d'huile

– Courgettes poêlées au cumin et coulis de tomate avec 1 steak haché à 5 % de MG émietté

– 2 à 3 fines tranches de pain complet de boulangerie

– 1 poignée de cerises (10 à 15)

Dîner :

– 2 artichauts vapeur avec sauce au fromage blanc 0 % vinaigrée

– 3 tranches de jambon de Bayonne dégraissé

– 1 fine tranche de pain complet de boulangerie avec ½ cuillerée à café de beurre

– 3 figues

1 collation en matinée, après-midi ou soirée (voir encadré p. 181-182)

JOUR 4

Déjeuner :

– Lamelles de champignons crus au jus de citron avec 1 à 2 cuillerées à café d'huile

– Crevettes poêlées sans MG à la coriandre, sauce soja et ananas au sirop (100 grammes environ)

– 4 cuillerées à soupe de riz complet cuit sans MG avec ½ cuillerée à café de beurre à faire fondre

– Fondue de poireaux sans MG au bouillon de légumes

– 2 petits-suisses nature 0 % de MG

Dîner :

– 1 bol de gaspacho
– 8 bâtonnets de surimi
– 1 fine tranche d'emmental (20 grammes)
– 1 fine tranche de pain complet
– 1 nectarine

1 collation en matinée, après-midi ou soirée (voir encadré p. 181-182)

JOUR 5

Déjeuner :

– Pointes d'asperges et copeaux de parmesan (20 grammes) en vinaigrette avec 1 à 2 cuillerées à café d'huile

– 1 côte de porc grillée sans MG au curcuma

– 4 cuillerées à soupe de lentilles cuites sans MG

– Poivrons grillés à l'ail sans MG

– Salade de fraises (250 grammes) à la menthe et au jus de citron

Dîner :

– 3 œufs cuits en omelette sans MG
– Aubergines grillées à l'ail avec 1 cuillerée à café d'huile
– 1 yaourt 0 % de MG
– 1 compote de fruits sans sucres ajoutés
– 1 fine tranche de pain complet de boulangerie

1 collation en matinée, après-midi ou soirée
(voir encadré p. 181-182)

JOUR 6

Déjeuner :

– Radis roses en rondelles avec 1 faisselle 0 % salée, poivrée
– 1 filet de cabillaud en papillote à l'estragon
– 4 cuillerées à soupe de quinoa cuit sans MG avec ½ cuillerée à café de beurre à faire fondre
– Fenouil braisé sans MG au coulis de tomate
– 2 à 3 prunes

Dîner :

– Haricots plats poêlés persillés avec 1 à 2 cuillerées à café d'huile et 100 grammes de gésiers de volaille dégraissés
– 40 grammes de chèvre frais à tartiner
– 1 fine tranche de pain complet de boulangerie
– 1 petite grappe de raisin

1 collation en matinée, après-midi ou soirée
(voir encadré p. 181-182)

JOUR 7

Déjeuner :

– Laitue et dés de feta (30 grammes) en vinaigrette avec 1 à 2 cuillerées à café d'huile
– 150 grammes d'aiguillettes de dinde poêlées sans MG au curry
– 4 cuillerées à soupe de haricots rouges cuits au coulis de tomates
– Rondelles de carottes vapeur
– 1 pot de compote sans sucre ajoutés

Dîner :

– 4 filets de sardines en conserve en marinade sans huile
– Pousses de soja et dés de tomate en vinaigrette avec 1 à 2 cuillerées à café d'huile
– 1 yaourt 0 % de MG
– ½ mclon
– 1 fine tranche de pain complet de boulangerie

1 collation en matinée, après-midi ou soirée (voir encadré p. 181-182)

Semaine 2

JOUR 1

Déjeuner :

– 1 galette de sarrasin cuite avec 1 tranche de jambon, 1 œuf, tomates et 1 pincée d'emmental râpé (20 grammes)
– Endives et laitue émincées en vinaigrette avec 1 cuillerée à café d'huile
– ½ pomelo + 1 cuillerée à café de sucre en poudre

Dîner :

– 1 cuisse de lapin rôtie sans MG aux herbes de Provence
– Chou émincé cuit sans MG au bouillon de volaille dégraissé + 1 cuillerée à café de crème
– 1 yaourt 0 % de MG
– 1 pomme
– 1 fine tranche de pain complet de boulangerie

1 collation en matinée, après-midi ou soirée
(voir encadré p. 181-182)

JOUR 2

Déjeuner :

– 2 fines de tranches de rôti de porc à la moutarde
– Haricots verts vapeur avec 1 cuillerée à café de beurre ou 1 cuillerée à soupe de crème
– 4 cuillerées à soupe de flageolets cuits sans MG
– 2 petits-suisses nature 0 % de MG + 1 cuillerée à soupe de confiture

Dîner :

– ½ avocat au jus de citron
– 2 tranches de saumon fumé
– 1 bol de potage de légumes sans féculents ni MG
– 1 portion de coulommiers (30 grammes environ)
– 1 fine tranche de pain complet de boulangerie
– 1 poire

1 collation en matinée, après-midi ou soirée
(voir encadré p. 181-182)

JOUR 3

Déjeuner :

– Céleri-rave râpé persillé en vinaigrette avec 1 à 2 cuillerées à café d'huile
– 2 fines tranches de roastbeef
– 4 cuillerées à soupe de blé cuit sans MG
– Julienne de légumes cuite sans MG au curry
– 1 pot de fromage blanc nature 0 % de MG avec 1 cuillerée à soupe de miel

Dîner :

– 2 tranches de jambon blanc découenné dégraissé et cornichons
– 1 bol de potage de légumes sans féculents ni MG
– 1 portion de reblochon (30 grammes)
– 1 fine tranche de pain complet de boulangerie
– 1 orange

1 collation en matinée, après-midi ou soirée
(voir encadré p. 181-182)

JOUR 4

Déjeuner :

– Rondelles de radis noir à la croque au sel
– 1 filet de flétan vapeur avec 1 à 2 cuillerées à café de crème citronnée
– 4 cuillerées à soupe de riz complet safrané cuit sans MG
– Choux de Bruxelles braisés sans MG au bouillon de volaille dégraissé
– 1 yaourt 0 % de MG
– ½ mangue

Dîner :

– Cuisses de grenouille poêlées sans MG à l'ail et coulis de tomate
– Bâtonnets de navets vapeur au cumin
– 1 tranche de mimolette (25 grammes)
– 1 fine tranche de pain complet de boulangerie
– 1 pomme cuite au four à la cannelle avec 8 grammes d'amandes effilées

1 collation en matinée, après-midi ou soirée
(voir encadré p. 181-182)

JOUR 5

Déjeuner :

– Blancs de poireaux vapeur au vinaigre balsamique
– 160 grammes de mélange de fruits de mer cuits sans MG avec 1 à 2 cuillerées à café de crème safranée
– 4 cuillerées à soupe de pâtes complètes cuites sans MG avec 1 pincée de parmesan (20 grammes)
– Champignons de Paris poêlés sans MG au persil
– 6 litchis

Dîner :

– Dés de potiron poêlés avec 1 à 2 cuillerées à café d'huile et 10 tranches de filet de bacon fumé émincé
– 2 petits-suisses nature 0 % de MG
– 3 clémentines
– 1 fine tranche de pain complet de boulangerie

1 collation en matinée, après-midi ou soirée
(voir encadré p. 181-182)

JOUR 6

Déjeuner :

– Betteraves rouges en dés au vinaigre balsamique
– 125 grammes de grenadin de veau poêlé sans MG au jus de volaille dégraissé
– Haricots beurre à l'échalote, poêlés avec 1 à 2 cuillerées à café d'huile
– 1 fromage blanc nature 0 % de MG
– 1 orange sanguine

Dîner :

– 2 filets de maquereau en conserve en marinade sans huile
– Laitue, carottes râpées, 4 cuillerées à soupe de maïs doux en vinaigrette avec 1 cuillerée à café d'huile
– 1 cuillerée à soupe de cancoillotte
– 1 fine tranche de pain complet de boulangerie
– 1 tranche d'ananas frais

1 collation en matinée, après-midi ou soirée
(voir encadré p. 181-182)

JOUR 7

Déjeuner :

– Cœurs de palmier en vinaigrette (1 à 2 cuillerées à café d'huile) avec 15 grammes de raisins secs
– 125 grammes d'aiguillettes de canard poêlées sans MG avec 1 cuillerée à café de miel
– 4 cuillerées à soupe de pilpil cuit sans MG
– Blettes vapeur à la muscade
– 1 yaourt 0 % de MG

Dîner :

- 2 œufs mollets
- Épinards vapeur avec 1 cuillerée à café de crème
- ½ crottin de Chavignol (30 grammes)
- 1 fine tranche de pain complet de boulangerie
- ½ banane

CHAPITRE 29

Le profil brunch, sans déjeuner

Votre régime de base

Comme précédemment, tout s'appuie sur un régime de base qui permet des options liberté.

Brunch :

– Café, thé ou infusion sans sucre
– 4 à 5 fines tranches de pain complet de boulangerie
– 1 cuillerée à café de beurre ou 1 mini-portion hôtelière (10 à 12,5 grammes)
– 2 tranches de jambon découenné dégraissé ou blanc de dinde ou de poulet ou 2 tranches de saumon fumé ou 2 œufs cuits sans MG ou 8 à 10 tranches de filet de bacon
– Crudités à volonté avec 1 cuillerée à café d'huile
– 1 laitage nature 0 % de MG ou 1 verre de lait écrémé
– 1 fruit

Collation au choix.

Dîner :

– Crudités en vinaigrette avec 1 à 2 cuillerées à café d'huile

– 1 portion de viande, poisson ou œufs cuite sans MG

– Légumes cuits sans MG

– 1 portion individuelle de fromage (20 à 40 grammes selon les fromages)

– 1 fine tranche de pain complet de boulangerie

– 1 fruit

COLLATION SALÉE

– Tomates cerises à croquer + 1 laitage nature 0 % de MG + 1 fruit

ou

– 1 portion individuelle de camembert (1/8e de camembert) + 2 fines tranches de pain complet de boulangerie

ou

– 1 tasse (200 ml) de soupe (à moins de 50 kcal/100 ml) + 1 laitage nature 0 % de MG

ou

– 1 tranche de jambon + 2 fines tranches de pain complet de boulangerie

ou

– 1 œuf à la coque ou dur + 2 gressins nature

ou

– Bâtonnets de crudités à croquer + 6 bâtonnets de surimi

ou

– 1 petite bouteille de jus de tomate (200 ml environ) + 1 portion individuelle de 20 à 40 grammes de fromage selon le fromage (1/8e de camembert) + 1 fine tranche de pain complet de boulangerie

ou

– 20 grammes de pâté de foie ou de campagne ou 20 grammes de rillettes ou 20 grammes de saucisson sec + 2 fines tranches de pain complet de boulangerie

ou

– 1 petit pain suédois + 1 portion de fromage à tartiner + 1 fruit

ou

– Bâtonnets de carottes + 1 tranche d'emmental (30 grammes environ)

Collation sucrée

– 1 verre de lait écrémé + 4 cuillerées à soupe de céréales, soit environ 30 grammes (à maximum 380 calories/100 grammes)

ou

– 1 biscuit tablette de chocolat + 1 fruit

ou

– 1 verre de lait écrémé + 3 biscuits type petit-beurre

ou

– 2 fines tranches de pain complet de boulangerie + 1 cuillerée à café de pâte à tartiner

ou

– 3 galettes de céréales nature + 1 cuillerée à soupe de confiture

ou

– 1 tranche de pain d'épices + 1 laitage nature 0 % de MG

ou

– 1 briochette nature ou 1 croissant + 1 thé ou une infusion sans sucre

ou

– 2 fines tranches de pain complet de boulangerie + 2 carrés de chocolat

ou

– 3 amandes + 3 abricots secs + 1 petit-beurre

ou

– 3 boudoirs + 1 pot ou 1 gourde de compote de fruits sans sucres ajoutés

VOTRE RÉGIME AVEC MENUS

Semaine 1

Jour 1

Brunch :

– Café, thé ou infusion sans sucre
– 5 petits pains suédois
– 2 tranches de saumon fumé avec 1 cuillerée à soupe de crème fraîche
– Rondelles de concombre avec 1 cuillerée à café d'huile
– 1 fromage blanc 0 % de MG
– Salade de fraises à la menthe

Collation au choix (voir encadré p. 195-196)

Dîner :

– Artichaut en vinaigrette avec 1 à 2 cuillerées à café d'huile
– 1 escalope de dinde grillée sans MG à la moutarde à l'ancienne
– Poêlée d'aubergines sans MG aux herbes de Provence
– 1 fine tranche de comté (20 grammes)
– 1 fine tranche de pain complet de boulangerie
– 3 abricots

Jour 2

Brunch :

– Café, thé ou infusion sans sucre
– 6 galettes aux 4 céréales nature
– 1 cuillerée à soupe rase de beurre

– 1 cuillerée à soupe de confiture
– 2 tranches de jambon découenné dégraissé
– Tomates cerises à croquer
– 1 yaourt 0 % de MG

Collation au choix (voir encadré p. 195-196)

Dîner :

– Asperges vertes en vinaigrette avec 1 à 2 cuillerées à café d'huile
– Omelette (avec 2 œufs) cuite sans MG à la ciboulette
– Rondelles de courgette grillées sans MG au jus de citron
– 1 portion de bûche de chèvre (30 grammes)
– 1 fine tranche de pain complet de boulangerie
– 1 pêche

JOUR 3

Brunch :

– Café, thé ou infusion sans sucre
– 4 à 5 fines tranches de pain complet de boulangerie
– 1 cuillerée à soupe rase de beurre
– 8 à 10 tranches de filet de bacon
– Carottes râpées au jus de citron
– 2 petits-suisses 0 % de MG
– ½ melon

Collation au choix (voir encadré p. 195-196)

Dîner :

– Radis à la croque au sel
– 1 steak haché à 5 % de MG grillé sans MG

- Haricots plats cuits avec 1 à 2 cuillerées à café d'huile
- 1 portion de fromage ail et fines herbes
- 1 fine tranche de pain complet de boulangerie
- 1 poignée de cerises

JOUR 4

Brunch :

- Café, thé ou infusion sans sucre
- 1/6e de baguette
- 1 cuillerée à café de beurre
- 2 œufs à la coque
- Batavia avec 1 cuillerée à café d'huile
- 1 verre de lait écrémé
- 200 grammes de framboises

Collation au choix (voir encadré p. 195-196)

Dîner :

- Salade de tomates avec 1 à 2 cuillerées à café d'huile
- Filet de cabillaud aux échalotes cuit en papillote
- Fenouil émincé poêlé sans MG
- 4 cuillerées à soupe de riz complet cuit sans MG
- 1/8e de camembert
- 3 prunes

JOUR 5

Brunch :

- Café, thé ou infusion sans sucre
- Blanc de poulet (2 tranches)
- Pousses de soja avec 1 à 2 cuillerées à café d'huile
- 50 grammes de muesli floconneux

– 150 grammes de myrtilles
– 1 verre de lait écrémé

Collation au choix (voir encadré p. 195-196)

Dîner :

– Dés de poivron en vinaigrette avec 1 à 2 cuillerées à café d'huile
– 2 fines tranches de rôti de porc cuit au four sans MG
– Champignons de Paris poêlés sans MG à l'ail et au persil
– 1 portion de bleu de Bresse (25 grammes)
– 1 fine tranche de pain complet de boulangerie
– 1 tranche de pastèque

JOUR 6

Brunch :

– Café, thé ou infusion sans sucre
– 5 biscottes complètes
– 1 cuillerée à soupe rase de beurre
– 1 cuillerée à soupe de miel
– 10 tranches de viande des Grisons
– Céleri branche à croquer avec 1 yaourt nature 0 % de MG

Collation au choix (voir encadré p. 195-196)

Dîner :

– ½ avocat au jus de citron
– 130 grammes de moules cuites au persil et à l'ail, sans MG
– Blettes braisées sans MG
– 1 portion de tomme de Savoie (30 grammes environ)

– 1 fine tranche de pain complet de boulangerie
– 5 mirabelles

JOUR 7

Brunch :

– Café, thé ou infusion sans sucre
– 4 à 5 fines tranches de pain complet de boulangerie
– 1 cuillerée à soupe rase de beurre
– 3 tranches de jambon sec dégraissé
– Chou blanc émincé au vinaigre
– 1 fromage blanc 0 % de MG
– 1 petite grappe de raisins

Collation au choix (voir encadré p. 195-196)

Dîner :

– Mâche avec 30 grammes de mozzarella en dés et 1 à 2 cuillerées à café d'huile
– 3 côtelettes d'agneau grillées sans MG
– Pois gourmands aux oignons nouveaux cuits sans MG
– 1 fine tranche de pain complet de boulangerie
– 1 nectarine

Semaine 2

JOUR 1

Brunch :

– Café, thé ou infusion sans sucre
– Galette de sarrasin avec 1 tranche de jambon découenné dégraissé, 1 œuf et 20 grammes d'emmental râpé

– Céleri-rave râpé avec dés de pomme et 4 cerneaux de noix au jus de citron

Collation au choix (voir encadré p. 195-196)

Dîner :

– ½ avocat au jus de citron
– Filet de flétan cuit en papillote
– Purée de carottes cuites sans MG
– 4 cuillerées à soupe de lentilles corail cuites sans MG
– 1 yaourt 0 % de MG
– 1 tranche d'ananas

JOUR 2

Brunch :

– Café, thé ou infusion sans sucre
– 50 grammes de flocons d'avoine
– 1 verre de lait écrémé
– 6 à 8 tranches de bresaola
– Radis noir à croquer
– 1 poire

Collation au choix (voir encadré p. 195-196)

Dîner :

– Dés de betterave au vinaigre
– 1 cuisse de lapin cuite au four à la moutarde
– Brocolis vapeur avec 1 à 2 cuillerées à café de crème fraîche
– 1 fine tranche de beaufort (20 grammes environ)
– 1 fine tranche de pain complet de boulangerie
– ½ mangue

JOUR 3

Brunch :

- Café, thé ou infusion sans sucre
- 4 à 5 fines tranches de pain complet de boulangerie
- 1 cuillerée à soupe rase de beurre
- 8 à 10 tranches de filet de bacon
- Chou rouge émincé au vinaigre
- 1 verre de lait écrémé
- 2 kiwis

Collation au choix (voir encadré p. 195-196)

Dîner :

- Salade d'endives avec 1 à 2 cuillerées à café d'huile
- 1 côte de veau maigre grillée sans MG aux oignons
- Dés de potiron braisés sans MG à la noix de muscade
- 1 portion de livarot (30 grammes environ)
- 1 fine tranche de pain complet de boulangerie
- 1 petite banane

JOUR 4

Brunch :

- Café, thé ou infusion sans sucre
- 1 part de quiche (¼ environ)
- Laitue avec 1 cuillerée à café d'huile
- 1 orange

Collation au choix (voir encadré p. 195-196)

Dîner :

– Cœurs de palmier en vinaigrette avec 1 à 2 cuillerées à café d'huile
– 1 cuisse de poulet sans la peau cuite en papillote au citron
– Poêlée de petits pois aux oignons cuite sans MG
– 1 fine tranche de mimolette (25 grammes environ)
– 2 fines tranches de pain complet de boulangerie
– 6 litchis

JOUR 5

Brunch :

– Café, thé ou infusion sans sucre
– 5 biscottes complètes
– 15 grammes de beurre
– 2 tranches de jambon découenné dégraissé
– Mini-épis de maïs à croquer
– 2 petits-suisses à 0 % de MG
– 1 pot de compote de fruits sans sucres ajoutés

Collation au choix (voir encadré p. 195-196)

Dîner :

– Soupe à la tomate sans féculent ni MG
– Filet de merlan cuit en papillote au citron
– Poêlée de chou vert cuite sans MG
– 1 portion de chaource (30 grammes environ)
– 1 fine tranche de pain complet de boulangerie
– ½ pomelo avec 1 cuillerée à café de sucre

JOUR 6

Brunch :

– Café, thé ou infusion sans sucre
– 1 pain au lait de boulangerie
– 2 tranches de saumon fumé
– Salade d'épinards avec 1 à 2 cuillerées à café d'huile
– 100 grammes de faisselle 0 % de MG
– 3 clémentines

Collation au choix (voir encadré p. 195-196)

Dîner :

– Poireaux en vinaigrette avec 1 cuillerée à café d'huile
– 100 grammes de gésiers de volaille cuits sans MG
– Haricots verts poêlés sans MG à l'ail et persil
– 1 portion de brique au lait de brebis (30 grammes environ)
– 1 fine tranche de pain complet de boulangerie
– 2 mandarines

JOUR 7

Brunch :

– Café, thé ou infusion sans sucre
– 6 galettes de riz complet nature
– 1 cuillerée à soupe rase de beurre
– 2 tranches de blanc de dinde
– Carottes râpées au jus de citron
– 1 yaourt 0 % de MG
– 1 tranche d'ananas

Collation au choix (voir encadré p. 195-196)

Dîner :

– Fleurettes de chou-fleur à croquer
– 1 pavé de rumsteck grillé avec 1 cuillerée à café d'huile
– Purée de panais maison
– 1 portion de saint-nectaire (25 grammes environ)
– 1 fine tranche de pain complet de boulangerie
– 3 abricots secs

CHAPITRE 30

Le profil dîner léger/collation du soir

Votre régime de base

Le pli est à prendre : la méthode fonctionne avec un régime de base à moduler habilement selon vos habitudes autour du principe « 2 repas + 1 en-cas ». Si vous êtes adepte des dîners légers, voici ce qu'il faut faire !

Petit déjeuner :

– Café, thé ou infusion sans sucre
– 3 fines tranches de pain complet de boulangerie
– 1 cuillerée à café de beurre ou 1 mini-portion hôtelière (10 à 12,5 grammes)
– 1 laitage nature 0 % de MG ou 1 verre de lait écrémé
– 1 fruit

Déjeuner :

– Crudités en vinaigrette avec 1 à 2 cuillerées à café d'huile
– 1 portion de viande, poisson ou œufs, cuite sans MG
– 6 cuillerées à soupe de féculents cuits sans MG

– Légumes cuits sans MG
– 1 portion individuelle de fromage (20 à 40 grammes selon les fromages)
– 2 fines tranches de pain complet de boulangerie
– 1 fruit

Dîner léger/collation du soir à 200 kcal.

Collation salée

– Crudités en vinaigrette avec 1 à 2 cuillerées à café d'huile + 1 laitage nature 0 % de MG + 1 fruit

ou

– Tomates cerises à croquer + 1 portion individuelle de camembert (1/8e de camembert) + 2 fines tranches de pain complet de boulangerie

ou

– 1 bol (300 ml) de soupe (à moins de 50 kcal/100 ml) + 1 laitage nature à 0 % de MG

ou

– 1 tranche de jambon + 2 fines tranches de pain complet de boulangerie + ½ cuillerée à café ou 1 noisette de beurre

ou

– 1 œuf à la coque ou dur + 1 fine tranche de pain complet de boulangerie + 1 fruit

ou

– Salade verte en vinaigrette avec 1 cuillerée à café d'huile + 4 bâtonnets de surimi + 1 laitage 0 % de MG

ou

– 1 petite bouteille de jus de tomate (200 ml environ) + 1 portion individuelle de 20 à 40 grammes de fromage selon le fromage (1/8e de camembert) + 2 fines tranches de pain complet de boulangerie

ou

– Bâtonnets de crudités à croquer + 4 amandes à croquer + 1 pot ou 1 gourde de compote de fruits sans sucres ajoutés

ou

– 2 fines tranches de pain complet de boulangerie + 1 portion de fromage à tartiner + 1 fruit

ou

– Bâtonnets de carottes + 1 fine tranche d'emmental (20 grammes environ) + 1 fruit

COLLATION SUCRÉE

– 1 verre de lait écrémé + 4 à 5 cuillerées à soupe de céréales soit environ 40 grammes (à maximum 380 calories/100 grammes)

ou

– 1 laitage nature 0 % de MG + 1 biscuit tablette de chocolat + 1 fruit

ou

– 1 verre de lait écrémé + 1 cuillerée à café de cacao + 2 biscuits type petit-beurre

ou

– 2 fines tranches de pain complet de boulangerie + 2 cuillerées à café rases de pâte à tartiner

ou

– 3 galettes de céréales nature + 1 cuillerée à soupe de confiture + 1 laitage 0% de MG

ou

– 2 tranches de pain d'épices + 1 thé ou une infusion sans sucre

ou

– 1 briochette nature ou 1 croissant + 1 thé ou une infusion sans sucre

ou

– 2 fines tranches de pain complet de boulangerie + 2 carrés de chocolat + 1 laitage nature 0 % de MG

ou

– 3 amandes + 3 abricots secs + 2 petits-beurre

ou

– 5 boudoirs + 1 pot ou 1 gourde de compote de fruits sans sucres ajoutés

VOTRE RÉGIME AVEC MENUS

Semaine 1

Jour 1

Petit déjeuner :

– Café, thé ou infusion sans sucre
– 3 fines tranches de pain complet de boulangerie
– 1 noix de beurre
– 1 fromage blanc 0 % de MG
– 1 verre de jus d'orange

Déjeuner :

– Dés de betterave en vinaigrette avec 1 à 2 cuillerées à café d'huile
– 1 pavé de cabillaud à l'estragon en papillote
– 6 cuillerées à soupe de riz complet cuit sans MG
– Courgettes poêlées au curry sans MG
– 1 fine tranche de roquefort
– 2 fines tranches de pain complet de boulangerie
– 1 nectarine

Dîner léger/collation du soir (voir encadré p. 209-210)

Jour 2

Petit déjeuner :

– Café, thé ou infusion sans sucre
– 1 petit bol de flocons d'avoine arrosés d'un verre de lait écrémé
– Fraises au jus de citron

Déjeuner :

– Rondelles de tomate et dés de feta en vinaigrette avec 1 à 2 cuillerées à café d'huile
– 1 escalope de veau poêlée sans MG
– 6 cuillerées à soupe de quinoa cuit sans MG
– Carottes vapeur au cumin
– 2 fines tranches de pain complet de boulangerie
– 3 abricots

Dîner léger/collation du soir (voir encadré p. 209-210)

JOUR 3

Petit déjeuner :

– Café, thé ou infusion sans sucre
– 3 petits pains grillés complets
– 1 cuillerée à soupe de miel
– 2 petits-suisses 0 % de MG

Déjeuner :

– Concombre et ciboulette en vinaigrette avec 1 à 2 cuillerées à café d'huile
– 2 œufs au plat cuits sans MG
– 6 cuillerées à soupe de boulgour cuit à l'eau et additionné de coulis de tomate nature
– Épinards cuits avec 2 cuillerées à café de crème fraîche
– 2 fines tranches de pain complet de boulangerie
– 1 part de reblochon
– Salade de pêches à la vanille

Dîner léger/collation du soir (voir encadré p. 209-210)

JOUR 4

Petit déjeuner :

– Café, thé ou infusion sans sucre
– 3 biscottes complètes
– 1 noix de beurre
– 1 fromage blanc 0 % de MG
– 2 kiwis

Déjeuner :

– Carottes râpées en vinaigrette avec 1 à 2 cuillerées à café d'huile
– 1 cuisse de poulet cuite au four sans MG
– 6 cuillerées à soupe de pâtes complètes cuites sans MG
– Brocoli cuit à l'eau avec un bouillon cube
– 2 fines tranches de pain complet de boulangerie
– 1 fine tranche de comté
– 1 belle tranche de melon

Dîner léger/collation du soir (voir encadré p. 209-210)

JOUR 5

Petit déjeuner :

– Café, thé ou infusion sans sucre
– 1 petit bol de céréales au son arrosées d'un verre de lait écrémé
– 1 petite poignée de raisins secs
– 1 fromage blanc à 20 %

Déjeuner :

– ½ avocat au jus de citron
– Carpaccio de bœuf saupoudré de parmesan
– 3 pommes de terre moyennes cuites à l'eau

– Aubergines grillées sans MG au romarin
– 2 fines tranches de pain complet de boulangerie
– 1 belle tranche de melon

Dîner léger/collation du soir (voir encadré p. 209-210)

Jour 6

Petit déjeuner :

– Café, thé ou infusion sans sucre
– 3 fines tranches de pain complet de boulangerie
– 1 noix de beurre
– 1 yaourt 0 % de MG
– 3 prunes

Déjeuner :

– Salade composée avec cœurs d'artichaut, 3 poignées de dés de jambon

– 1 cuillerée à soupe de dés d'emmental, 6 cuillerées à soupe de blé froid, cuit sans MG, en vinaigrette avec 1 cuillerée à café d'huile

– 2 fines tranches de pain complet de boulangerie
– 1 petite banane

Dîner léger/collation du soir (voir encadré p. 209-210)

Jour 7

Petit déjeuner :

– Café, thé ou infusion sans sucre
– 3 biscottes complètes
– 1 noix de beurre
– 1 fromage blanc 0 % de MG
– 1 pêche

Déjeuner :

– Radis à la croque avec 1 noisette de beurre
– 3 tranches de filet mignon de porc cuit au four à la moutarde
– 6 cuillerées à soupe de polenta cuite à l'eau
– Haricots verts persillés cuits sans MG
– 2 fines tranches de pain complet de boulangerie
– 1 part de pont-l'évêque
– 1 poignée de cerises

Dîner léger/collation du soir (voir encadré p. 209-210)

Semaine 2

JOUR 1

Petit déjeuner :

– Café, thé ou infusion sans sucre
– 3 fines tranches de pain complet de boulangerie
– 1 noix de beurre
– 1 fromage blanc 0 % de MG
– 1 orange sanguine

Déjeuner :

– Chou rouge en vinaigrette avec 1 à 2 cuillerées à café d'huile
– 1 escalope de dinde poêlée sans MG à la moutarde
– 6 cuillerées à soupe de riz complet cuit sans MG
– Champignons poêlés sans MG à l'échalote
– 1 fine tranche de cantal
– 2 fines tranches de pain complet de boulangerie
– 1 pomme

Dîner léger/collation du soir (voir encadré p. 209-210)

JOUR 2

Petit déjeuner :

– Café, thé ou infusion sans sucre
– 1 bol de flocons d'avoine arrosés d'un verre de lait écrémé
– 2 kiwis

Déjeuner :

– Céleri râpé en vinaigrette avec 1 à 2 cuillerées à café d'huile
– 1 pavé de rumsteck grillé sans MG
– 6 cuillerées à soupe de pâtes complètes cuites sans MG
– Purée de panais maison préparée sans MG
– 2 fines tranches de pain complet de boulangerie
– 1 portion de brie
– 1 poire

Dîner léger/collation du soir (voir encadré p. 209-210)

JOUR 3

Petit déjeuner :

– Café, thé ou infusion sans sucre
– 3 petits pains grillés complets
– 1 cuillerée à soupe de confiture
– 2 petits-suisses 0 % de MG

Déjeuner :

– Potage de légumes sans féculents ni MG
– 2 œufs en omelette cuite avec une noisette de beurre
– 6 cuillerées à soupe de blé cuit à l'eau et additionné de coulis de tomate nature
– Chou chinois vapeur

– 2 fines tranches de pain complet de boulangerie
– 1 part de roquefort
– Salade de suprêmes de pamplemousse

Dîner léger/collation du soir (voir encadré p. 209-210)

JOUR 4

Petit déjeuner :

– Café, thé ou infusion sans sucre
– 3 biscottes complètes
– 1 noix de beurre
– 1 fromage blanc 0 % de MG
– 6 litchis

Déjeuner :

– Carottes râpées en vinaigrette avec 1 à 2 cuillerées à café d'huile
– Aiguillettes de poulet poêlées au curry sans MG
– 6 cuillerées à soupe de polenta cuite sans MG
– Potiron cuit à l'eau avec un bouillon cube
– 2 fines tranches de pain complet
– 1 fine tranche de saint-nectaire
– 1 petite banane

Dîner léger/collation du soir (voir encadré p. 209-210)

JOUR 5

Petit déjeuner :

– Café, thé ou infusion sans sucre
– 1 petit bol de céréales au son arrosées d'un verre de lait écrémé
– 1 petite poignée d'abricots secs

Déjeuner :

– Mâche en vinaigrette avec 1 à 2 cuillerées à café d'huile
– 2 tranches de rôti de porc froid
– 3 pommes de terre moyennes cuites à l'eau
– Gratin de chou-fleur maison préparé sans MG et avec une grosse pincée d'emmental râpé
– 2 fines tranches de pain complet de boulangerie
– 3 clémentines

Dîner léger/collation du soir (voir encadré p. 209-210)

JOUR 6

Petit déjeuner :

– Café, thé ou infusion sans sucre
– 3 fines tranches de pain complet de boulangerie
– 1 noix de beurre
– 1 yaourt 0 % de MG
– 1 poire

Déjeuner :

– Radis à la croque avec 1 noisette de beurre
– 1 pavé de saumon grillé sans MG et citronné
– 6 cuillerées à soupe de boulgour cuit sans MG
– Fondue de poireaux préparée sans MG
– 2 fines tranches de pain complet de boulangerie
– 1 fine tranche de beaufort
– 1 orange sanguine

Dîner léger/collation du soir (voir encadré p. 209-210)

JOUR 7

Petit déjeuner :

– Café, thé ou infusion sans sucre
– 3 biscottes complètes
– 1 noix de beurre
– 1 fromage blanc 0 % de MG
– 3 clémentines

Déjeuner :

– Salade d'endives en vinaigrette avec 1 à 2 cuillerées à café d'huile
– 160 grammes de noix de pétoncle poêlées aux baies rouges sans MG
– 6 cuillerées à soupe de riz complet cuit à l'eau
– Tombée d'endives préparée sans MG
– 2 fines tranches de pain complet de boulangerie
– 1 part de morbier
– 2 kiwis

Dîner léger/collation du soir (voir encadré p. 209-210)

POUR LES HOMMES

Chapitre 31

Le profil sans petit déjeuner

Votre régime de base

Comme expliqué pour les régimes « féminins », les menus qui suivent se fondent sur un socle dit « régime de base ». Que, messieurs, vous pouvez appliquer stricto sensu ou dont vous pouvez vous inspirer afin de concocter vos propres menus en vous servant des listes d'équivalences proposées plus loin, ainsi qu'en puisant dans les « plaisirs » et les différents bonus évoqués. Objectif : vous créer un régime sur mesure.

Notez vous aussi qu'édulcorants, thé, café, tisane, eau, infusion, sont autorisés à volonté.

Déjeuner :

– Crudités avec 1 à 2 cuillerées à café d'huile
– 1 portion de viande, poisson ou œufs, cuite sans MG
– 6 cuillerées à soupe de féculents cuits sans MG
– Légumes cuits sans MG
– 1 laitage nature 20 % de MG
– 1 fruit

Dîner :

– 1 portion de viande, poisson ou œufs cuite sans MG
– Légumes cuits sans MG avec 1 à 2 cuillerées à café d'huile
– 1 portion individuelle de fromage (20 à 40 grammes selon les fromages)
– 4 fines tranches de pain complet de boulangerie
– 1 fruit

1 collation en matinée, après-midi ou soirée à 300 kcal.

COLLATION SALÉE

– 4 fines tranches de pain complet de boulangerie + 1 portion individuelle de fromage à tartiner + 1 fruit

ou

– 4 fines tranches de pain complet de boulangerie + 2 tranches de jambon + ½ cuillerée à café ou 1 noisette de beurre

ou

– 4 fines tranches de pain complet de boulangerie + 2 œufs à la coque ou durs

ou

– Crudités à croquer + 1 cheeseburger

ou

– 1 petite bouteille de jus de tomate (200 ml environ) + 4 gressins nature + 1 laitage nature 20 % de MG

ou

– 1 bol (300 ml) de soupe (à moins de 50 kcal/ 100 ml) + 1 laitage nature 20 % de MG + 1 fine tranche de pain complet de boulangerie

ou

– Tomates cerises à croquer + 8 bâtonnets de surimi + 1 laitage 20 % de MG

ou

– Crudités à croquer + 8 amandes à croquer + 1 pot ou 1 gourde de compote de fruits sans sucres ajoutés

ou

– Bâtonnets de carottes + 1 tranche d'emmental (30 grammes environ) + 1 fruit + 1 fine tranche de pain complet de boulangerie

ou

– 50 grammes de charcuterie avec une tranche de pain

ou

– 50 grammes de charcuterie + 1 verre de vin

COLLATION SUCRÉE

– 2 tranches de pain d'épices + 1 verre de lait demi-écrémé

ou

– 1 briochette nature ou 1 croissant + 1 laitage nature 20 % de MG

ou

– 3 fines tranches de pain complet de boulangerie + 2 carrés de chocolat + 1 laitage nature 20 % de MG

ou

– 5 à 6 amandes + 4 abricots secs + 3 petits-beurre

ou

– 6 à 7 cuillerées à soupe de céréales, soit environ 50 grammes (à maximum 380 calories/100 grammes) ou 2 barres de céréales à maxi 90 kcal/par barre + 1 verre de lait demi-écrémé

ou

– 4 biscuits type petit-beurre + 1 verre de lait demi-écrémé + 1 fruit

ou

– 5 galettes de céréales nature + 1 pot ou 1 gourde de compote de fruits sans sucres ajoutés + 1 laitage nature 20 % de MG

ou

– 3 fines tranches de pain complet de boulangerie + 1 cuillerée à café de pâte à tartiner + 1 verre de lait demi-écrémé

ou

– 4 fines tranches de pain complet de boulangerie + 1 cuillerée à soupe bombée de confiture + 1 petit pot de fromage blanc nature 20 % de MG

ou

– 5 boudoirs + 1 pot ou 1 gourde de compote de fruits sans sucres ajoutés + 1 laitage nature 20 % de MG

VOTRE RÉGIME AVEC MENUS

Semaine 1

Jour 1

Déjeuner :

– Carottes râpées persillées en vinaigrette avec 1 à 2 cuillerées à café d'huile
– 1 cuisse de poulet grillée sans la peau au paprika
– 6 cuillerées à soupe de boulgour cuit sans MG
– Ratatouille cuite sans MG
– 1 yaourt nature classique
– 1 pêche

Dîner :

– 2 œufs à la coque
– Laitue, haricots verts cuits froids et tomates cerise en vinaigrette avec 1 à 2 cuillerées à café d'huile
– 1/8e de camembert
– 4 fines tranches de pain complet de boulangerie
– ½ melon

1 collation en matinée, après-midi ou soirée
(voir encadré p. 225-226)

Jour 2

Déjeuner :

– Rondelles de concombre à la menthe et sauce au fromage blanc 20 % de MG
– 1 pavé de saumon poêlé sans MG au jus de citron
– 240 grammes de patates douces vapeur

– Épinards vapeur à la muscade avec 1 à 2 cuillerées à café de crème
– 1 belle tranche de pastèque

Dîner :

– Salade de mâche, chou rouge émincé et 125 grammes de miettes de thon au naturel en vinaigrette avec 1 cuillerée à café d'huile
– 1 tartine de chèvre chaud (1 fine tranche de pain complet de boulangerie et 30 grammes de chèvre)
– 3 fines tranches de pain complet (45 grammes environ)
– 3 abricots

1 collation en matinée, après-midi ou soirée
(voir encadré p. 225-226)

Jour 3

Déjeuner :

– Salade de tomates au basilic et billes de mozzarella (40 grammes) en vinaigrette avec 1 à 2 cuillerées à café d'huile
– Courgettes poêlées au cumin et coulis de tomate avec 1 steak à 5 % de MG émietté
– 4 fines tranches de pain complet de boulangerie
– 1 poignée de cerises

Dîner :

– 2 artichauts vapeur avec sauce au fromage blanc 20 % vinaigrée
– 3 tranches de jambon de Bayonne dégraissé avec 1 cuillerée à café de beurre

– 4 fines tranches de pain complet de boulangerie
– 3 figues

1 collation en matinée, après-midi ou soirée
(voir encadré p. 225-226)

JOUR 4

Déjeuner :

– Lamelles de champignons crus au jus de citron avec 1 à 2 cuillerées à café d'huile
– Crevettes poêlées sans MG à la coriandre, sauce soja et ananas au sirop (100 grammes)
– 6 cuillerées à soupe de riz complet cuit sans MG avec ½ cuillerée à café de beurre à faire fondre
– Fondue de poireaux sans MG au bouillon de légumes
– 2 petits-suisses nature 20 % de MG

Dîner :

– 1 bol de gaspacho
– 8 bâtonnets de surimi
– 1 fine tranche d'emmental (20 grammes)
– 4 fines tranches de pain complet de boulangerie
– 1 nectarine

1 collation en matinée, après-midi ou soirée
(voir encadré p. 225-226)

JOUR 5

Déjeuner :

– Pointes d'asperges et copeaux de parmesan (20 grammes) en vinaigrette avec 1 à 2 cuillerées à café d'huile
– 1 côte de porc grillée sans MG au curcuma
– 6 cuillerées à soupe de lentilles cuites sans MG

– Poivrons grillés à l'ail sans MG
– Salade de fraises (250 grammes) à la menthe et jus de citron

Dîner :

– 2 œufs cuits en omelette sans MG
– Aubergines grillées à l'ail avec 1 cuillerée à café d'huile
– 1 yaourt nature classique
– 1 belle tranche de pastèque
– 4 fines tranches de pain complet de boulangerie

1 collation en matinée, après-midi ou soirée
(voir encadré p. 225-226)

JOUR 6

Déjeuner :

– Radis roses en rondelles avec 1 faisselle au lait demi-écrémé salée, poivrée
– 1 filet de cabillaud en papillote à l'estragon
– 6 cuillerées à soupe de quinoa cuit sans MG avec ½ cuillerée à café de beurre
– Fenouil braisé sans MG au coulis de tomate
– 2 à 3 prunes

Dîner :

– Haricots plats poêlés persillés avec 1 cuillerée à café d'huile et 100 grammes de gésiers de volaille dégraissés
– 40 grammes de chèvre frais à tartiner
– 4 fines tranches de pain complet de boulangerie
– 1 petite grappe de raisin

1 collation en matinée, après-midi ou soirée
(voir encadré p. 225-226)

JOUR 7

Déjeuner :

– Laitue et dés de feta (30 grammes) en vinaigrette avec 1 à 2 cuillerées à café d'huile
– 150 grammes d'aiguillettes de dinde poêlées sans MG au curry
– 6 cuillerées à soupe de haricots rouges cuits au coulis de tomate
– Rondelles de carotte vapeur
– 1 pot de compote sans sucres ajoutés

Dîner :

– 4 filets de sardines en conserve en marinade sans huile
– Pousses de soja et dés de tomate en vinaigrette avec 1 cuillerée à café d'huile
– 1 yaourt nature classique
– ½ melon
– 4 fines tranches de pain complet de boulangerie

1 collation en matinée, après-midi ou soirée
(voir encadré p. 225-226)

Semaine 2

JOUR 1

Déjeuner :

– 1 galette de sarrasin cuite avec 1 tranche de jambon, 1 œuf, tomates et 1 pincée d'emmental râpé (20 grammes)
– Endives et laitue émincées en vinaigrette avec 1 à 2 cuillerées à café d'huile
– ½ pomelo + 1 cuillerée à café de sucre en poudre
– 2 fines tranches de pain complet de boulangerie

Dîner :

– 1 cuisse de lapin rôtie sans MG aux herbes de Provence
– Chou émincé cuit sans MG au bouillon de volaille dégraissé + 1 à 2 cuillerées à café de crème
– 1 yaourt nature classique
– 1 pomme
– 3 fines tranches de pain complet de boulangerie

1 collation en matinée, après-midi ou soirée
(voir encadré p. 225-226)

Jour 2

Déjeuner :

– 2 fines de tranches de rôti de porc à la moutarde
– Haricots verts vapeur avec 1 cuillerée à café de beurre
– 6 cuillerées à soupe de flageolets, cuits sans MG
– 1 portion de coulommiers (30 grammes environ)
– 1 fine tranche de pain complet de boulangerie
– 1 poire

Dîner :

– ½ avocat au jus de citron
– 2 tranches de saumon fumé
– 1 bol de potage de légumes sans féculents ni MG
– 3 fines tranches de pain complet de boulangerie
– 2 petits-suisses nature 20 % de MG + 1 cuillerée à soupe de confiture

1 collation en matinée, après-midi ou soirée
(voir encadré p. 225-226)

JOUR 3

Déjeuner :

– Céleri-rave râpé persillé en vinaigrette avec 1 à 2 cuillerées à café d'huile
– 2 fines tranches de roastbeef
– 6 cuillerées à soupe de blé cuit sans MG
– Julienne de légumes cuite sans MG au curry
– 1 pot de fromage blanc nature 20 % de MG avec 1 cuillerée à soupe de miel

Dîner :

– 2 tranches de jambon blanc découenné dégraissé et cornichons
– 1 bol de potage de légumes sans féculents ni MG
– 1 portion de reblochon (30 grammes)
– 4 fines tranches de pain complet de boulangerie
– 1 orange

1 collation en matinée, après-midi ou soirée
(voir encadré p. 225-226)

JOUR 4

Déjeuner :

– Rondelles de radis noir à la croque au sel
– 1 filet de flétan vapeur avec 1 à 2 cuillerées à café de crème citronnée
– 6 cuillerées à soupe de riz complet safrané cuit sans MG
– Choux de Bruxelles braisés sans MG au bouillon de volaille dégraissé
– 1 yaourt nature classique
– ½ mangue

Dîner :

– Cuisses de grenouille poêlées sans MG à l'ail et coulis de tomate
– Bâtonnets de navets vapeur au cumin
– 1 tranche de mimolette (25 grammes)
– 4 fines tranches de pain complet de boulangerie
– 1 pomme cuite au four à la cannelle avec 10 grammes d'amandes effilées

1 collation en matinée, après-midi ou soirée
(voir encadré p. 225-226)

JOUR 5

Déjeuner :

– Blancs de poireaux vapeur au vinaigre balsamique
– 160 grammes de mélange de fruits de mer cuits sans MG avec 1 à 2 cuillerées à café de crème safranée
– 6 cuillerées à soupe de pâtes complètes cuites sans MG avec 1 pincée de parmesan (20 grammes)
– Champignons de Paris poêlés sans MG au persil
– 6 litchis

Dîner :

– Dés de potiron poêlés avec 1 à 2 cuillerées à café d'huile et 10 tranches de filet de bacon fumé émincé
– 2 petits-suisses nature 20 % de MG
– 3 clémentines
– 4 fines tranches de pain complet de boulangerie

1 collation en matinée, après-midi ou soirée
(voir encadré p. 225-226)

JOUR 6

Déjeuner :

– Betteraves rouges en dés au vinaigre balsamique
– 125 grammes de grenadin de veau poêlé sans MG au jus de volaille dégraissé
– Haricots beurre à l'échalote, poêlés avec 1 à 2 cuillerées à café d'huile
– 1 pot de fromage blanc nature 20 % de MG
– 1 orange sanguine

Dîner :

– 2 filets de maquereau en conserve en marinade sans huile
– Laitue, carottes râpées, 6 cuillerées à soupe de maïs doux en vinaigrette avec 1 cuillerée à café d'huile
– 1 cuillerée à soupe de cancoillotte
– 4 fines tranches de pain complet de boulangerie
– 1 tranche d'ananas frais

1 collation en matinée, après-midi ou soirée
(voir encadré p. 225-226)

JOUR 7

Déjeuner :

– Cœurs de palmier en vinaigrette (1 à 2 cuillerées à café d'huile) avec 15 grammes de raisins secs
– 125 grammes d'aiguillettes de canard poêlées sans MG avec 1 cuillerée à café de miel
– 6 cuillerées à soupe de pilpil cuit sans MG
– Blettes vapeur à la muscade
– 1 yaourt 0 % de MG

Dîner :

– 2 œufs mollets
– Épinards vapeur avec 1 cuillerée à café de crème
– ½ crottin de Chavignol portion individuelle de fromage (20 à 40 grammes selon les fromages)
– 4 fines tranches de pain complet de boulangerie
– ½ banane

1 collation en matinée, après-midi ou soirée
(voir encadré p. 225-226)

CHAPITRE 32

Le profil brunch, sans déjeuner

Votre régime de base

Le principe, vous l'avez saisi. Un régime fondateur et des adaptations autour selon votre plaisir et votre balance. Cette fois, pour les adeptes des brunchs qui ne déjeunent pas.

Brunch :

– Café, thé ou infusion sans sucre
– 5 à 6 fines tranches de pain complet de boulangerie
– 1 cuillerée à café de beurre ou 1 mini-portion hôtelière (10 à 12,5 grammes)
– 2 tranches de jambon découenné dégraissé ou 2 tranches de saumon fumé ou 2 œufs cuits sans MG
– Crudités à volonté avec 1 à 2 cuillerées à café d'huile
– 1 laitage 20 % de MG ou 1 verre de lait demi-écrémé
– 1 fruit

Dîner :

– Crudités en vinaigrette avec 1 à 2 cuillerées à café d'huile

– 1 portion de viande, poisson ou œufs cuite sans MG
– Légumes cuits sans MG
– 1 portion individuelle de fromage (20 à 40 grammes selon les fromages)
– 3 fines tranches de pain complet de boulangerie
– 1 fruit

1 collation en matinée, après-midi ou soirée 300 kcal.

COLLATION SALÉE

– 4 fines tranches de pain complet de boulangerie + 1 portion individuelle de fromage à tartiner + 1 fruit

ou

– 4 fines tranches de pain complet de boulangerie + 2 tranches de jambon + ½ cuillerée à café ou 1 noisette de beurre

ou

– 4 fines tranches de pain complet de boulangerie + 2 œufs à la coque ou durs

ou

– Crudités à croquer + 1 cheeseburger

ou

– 1 petite bouteille de jus de tomate (200 ml environ) + 4 gressins nature + 1 laitage nature 20 % de MG

ou

– 1 bol (300 ml) de soupe (à moins de 50 kcal/100 ml) + 1 laitage nature 20 % de MG + 1 fine tranche de pain complet de boulangerie

ou

– Tomates cerises à croquer + 8 bâtonnets de surimi + 1 laitage 20 % de MG

ou

– Crudités à croquer + 8 amandes à croquer + 1 pot ou 1 gourde de compote de fruits sans sucres ajoutés

ou

– Bâtonnets de carottes + 1 tranche d'emmental (30 grammes environ) + 1 fruit + 1 fine tranche de pain complet de boulangerie

ou

– 50 grammes de charcuterie avec une tranche de pain

ou

– 50 grammes de charcuterie + 1 verre de vin

COLLATION SUCRÉE

– 2 tranches de pain d'épices + 1 verre de lait demi-écrémé

ou

– 1 briochette nature ou 1 croissant + 1 laitage nature 20 % de MG

ou

– 3 fines tranches de pain complet de boulangerie + 2 carrés de chocolat + 1 laitage nature 20 % de MG

ou

– 5 à 6 amandes + 4 abricots secs + 3 petits-beurre

ou

– 6 à 7 cuillerées à soupe de céréales soit environ 50 grammes (au maximum 380 calories/100 grammes) ou 2 barres de céréales à maxi 90 kcal/par barre + 1 verre de lait demi-écrémé

ou

– 4 biscuits type petit-beurre + 1 verre de lait demi-écrémé + 1 fruit

ou

– 5 galettes de céréales nature + 1 pot ou 1 gourde de compote de fruits sans sucres ajoutés + 1 laitage nature 20 % de MG

ou

– 3 fines tranches de pain complet de boulangerie + 1 cuillerée à café de pâte à tartiner + 1 verre de lait demi-écrémé

ou

– 4 fines tranches de pain complet de boulangerie + 1 cuillerée à soupe bombée de confiture + 1 petit pot de fromage blanc nature 20 % de MG

ou

– 5 boudoirs + 1 pot ou 1 gourde de compote de fruits sans sucres ajoutés + 1 laitage nature 20 % de MG

Semaine 1

Jour 1

Brunch :

– Café, thé ou infusion sans sucre
– 6 petits pains suédois
– 2 tranches de saumon fumé avec 1 cuillerée à soupe de crème fraîche
– Rondelles de concombre avec 1 à 2 cuillerées à café d'huile
– 1 fromage blanc 20 % de MG
– Salade de fraises à la menthe

Dîner :

– Artichaut en vinaigrette avec 1 à 2 cuillerées à café d'huile
– 1 escalope de dinde grillée sans MG à la moutarde à l'ancienne
– Poêlée d'aubergines sans MG aux herbes de Provence
– 1 fine tranche de comté (20 grammes)
– 3 fines tranches de pain complet de boulangerie
– 3 abricots

1 collation en matinée, après-midi ou soirée
(voir encadré p. 239-240)

Jour 2

Brunch :

– Café, thé ou infusion sans sucre
– 8 galettes aux 4 céréales nature

– 1 cuillerée à soupe rase de beurre
– 1 cuillerée à soupe de confiture
– 2 tranches de jambon découenné dégraissé
– Tomates cerises à croquer
– 1 yaourt nature classique

Dîner :

– Asperges vertes en vinaigrette avec 1 à 2 cuillerées à café d'huile
– Omelette (avec 2 œufs) cuite sans MG à la ciboulette
– Rondelles de courgette grillées sans MG au jus de citron
– 1 portion de bûche de chèvre (30 grammes)
– 3 fines tranches de pain complet de boulangerie
– 1 pêche

1 collation en matinée, après-midi ou soirée
(voir encadré p. 239-240)

Jour 3

Brunch :

– Café, thé ou infusion sans sucre
– 5 à 6 fines tranches de pain complet de boulangerie
– 1 cuillerée à soupe rase de beurre
– 8 à 10 tranches de filet de bacon
– Carottes râpées au jus de citron
– 2 petits-suisses 20 % de MG
– ½ melon

Dîner :

– Radis à la croque au sel
– 1 steak haché à 5 % de MG grillé sans MG
– Haricots plats cuits avec 1 à 2 cuillerées à café d'huile

– 1 portion de fromage ail et fines herbes
– 3 fines tranches de pain complet de boulangerie
– 1 poignée de cerises

1 collation en matinée, après-midi ou soirée
(voir encadré p. 239-240)

JOUR 4

Brunch :

– Café, thé ou infusion sans sucre
– ¼ de baguette
– 1 cuillerée à café de beurre
– 2 œufs à la coque
– Batavia avec 1 à 2 cuillerées à café d'huile
– 1 verre de lait demi-écrémé
– 200 grammes de framboises

Dîner :

– Salade de tomates avec 1 à 2 cuillerées à café d'huile
– Filet de cabillaud aux échalotes cuit en papillote
– Fenouil émincé poêlé sans MG
– 6 cuillerées à soupe de riz complet cuit sans MG
– ⅛e de camembert
– 3 prunes

1 collation en matinée, après-midi ou soirée
(voir encadré p. 239-240)

JOUR 5

Brunch :

– Café, thé ou infusion sans sucre
– Blanc de poulet (2 tranches)

– Pousses de soja avec 1 à 2 cuillerées à café d'huile
– 60 grammes de muesli floconneux
– 150 grammes de myrtilles
– 1 verre de lait demi-écrémé

Dîner :

– Dés de poivron en vinaigrette avec 1 à 2 cuillerées à café d'huile
– 2 fines tranches de rôti de porc cuit au four sans MG
– Champignons de Paris poêlés sans MG à l'ail et au persil
– 1 portion de bleu de Bresse (25 grammes)
– 2 fines tranches de pain complet de boulangerie
– 1 tranche de pastèque

1 collation en matinée, après-midi ou soirée
(voir encadré p. 239-240)

JOUR 6

Brunch :

– Café, thé ou infusion sans sucre
– 6 biscottes complètes
– 1 cuillerée à soupe rase de beurre
– 1 cuillerée à soupe de miel
– 10 tranches de viande des Grisons
– Céleri branche à croquer avec 1 yaourt classique

Dîner :

– ½ avocat au jus de citron
– 130 grammes de moules cuites au persil et à l'ail, sans MG
– Blettes braisées sans MG
– 1 portion de tomme de Savoie (30 grammes environ)

– 3 fines tranches de pain complet de boulangerie
– 5 mirabelles

1 collation en matinée, après-midi ou soirée
(voir encadré p. 239-240)

JOUR 7

Brunch :

– Café, thé ou infusion sans sucre
– 5 à 6 fines tranches de pain complet de boulangerie
– 1 cuillerée à soupe rase de beurre
– 3 tranches de jambon sec dégraissé
– Chou blanc émincé au vinaigre
– 1 fromage blanc 20 % de MG
– 1 petite grappe de raisins

Dîner :

– Mâche avec 30 grammes de mozzarella en dés et 1 à 2 cuillerées à café d'huile
– 3 côtelettes d'agneau grillées sans MG
– Pois gourmands aux oignons nouveaux cuits sans MG
– 3 fines tranches de pain complet de boulangerie
– 1 nectarine

1 collation en matinée, après-midi ou soirée
(voir encadré p. 239-240)

Semaine 2

JOUR 1

Brunch :

– Café, thé ou infusion sans sucre
– Galette de sarrasin avec 1 tranche de jambon découenné dégraissé, 1 œuf et 20 grammes d'emmental râpé
– Céleri-rave râpé avec dès de pomme et 4 cerneaux de noix au jus de citron

Dîner :

– ½ avocat au jus de citron
– Filet de flétan cuit en papillote
– Purée de carottes cuites sans MG
– 6 cuillerées à soupe de lentilles corail cuites sans MG
– 1 yaourt nature classique
– 1 tranche d'ananas

1 collation en matinée, après-midi ou soirée
(voir encadré p. 239-240)

JOUR 2

Brunch :

– Café, thé ou infusion sans sucre
– 60 grammes de flocons d'avoine
– 1 verre de lait demi-écrémé
– 6 à 8 tranches de bresaola
– Radis noir à croquer
– 1 poire

Dîner :

– Dés de betterave au vinaigre
– 1 cuisse de lapin cuite au four à la moutarde
– Brocolis vapeur avec 1 à 2 cuillerées à café de crème fraîche
– 1 fine tranche de beaufort (20 grammes environ)
– 2 fines tranches de pain complet de boulangerie
– ½ mangue

1 collation en matinée, après-midi ou soirée
(voir encadré p. 239-240)

JOUR 3

Brunch :

– Café, thé ou infusion sans sucre
– 5 à 6 fines tranches de pain complet de boulangerie
– 1 cuillerée à soupe rase de beurre
– 10 tranches de filet de bacon
– Chou rouge émincé au vinaigre
– 1 verre de lait demi-écrémé
– 2 kiwis

Dîner :

– Salade d'endives avec 1 à 2 cuillerées à café d'huile
– 1 côte de veau maigre grillée sans MG aux oignons
– Dés de potiron braisés sans MG à la noix de muscade
– 1 portion de livarot (30 grammes environ)
– 3 fines tranches de pain complet de boulangerie
– 1 petite banane

1 collation en matinée, après-midi ou soirée
(voir encadré p. 239-240)

JOUR 4

Brunch :

– Café, thé ou infusion sans sucre
– 1 part de quiche (⅓ environ)
– Laitue au vinaigre
– 1 orange

Dîner :

– Cœurs de palmier en vinaigrette avec 1 à 2 cuillerées à café d'huile
– 1 cuisse de poulet sans la peau cuite en papillote au citron
– Poêlée de petits pois aux oignons cuite sans MG
– 1 fine tranche de mimolette (25 grammes environ)
– 3 fines tranches de pain complet de boulangerie
– 6 litchis

1 collation en matinée, après-midi ou soirée
(voir encadré p. 239-240)

JOUR 5

Brunch

– Café, thé ou infusion sans sucre
– 6 biscottes complètes
– 1 cuillerée à soupe rase de beurre
– 2 tranches de jambon découenné dégraissé
– Mini-épis de maïs à croquer
– 2 petits-suisses à 20 % de MG
– 100 grammes de compote de fruits sans sucres ajoutés

Dîner :

– Soupe à la tomate sans féculent ni MG
– Filet de merlan cuit en papillote au citron

– Poêlée de chou vert cuite sans MG
– 1 portion de chaource (30 grammes environ)
– 3 fines tranches de pain complet de boulangerie
– ½ pomelo avec 1 cuillerée à café de sucre

1 collation en matinée, après-midi ou soirée (voir encadré p. 239-240)

Jour 6

Brunch :

– Café, thé ou infusion sans sucre
– 1 pain au lait de boulangerie
– 2 tranches de saumon fumé
– Salade d'épinards avec 1 à 2 cuillerées à café d'huile
– 100 grammes de faisselle 0 % de MG
– 3 clémentines

Dîner :

– Poireaux en vinaigrette avec 1 à 2 cuillerées à café d'huile
– 100 grammes de gésiers de volailles cuits sans MG
– Haricots verts poêlés sans MG à l'ail et persil
– 1 portion de brique au lait de brebis (30 grammes environ)
– 4 fines tranches de pain complet de boulangerie
– 2 mandarines

1 collation en matinée, après-midi ou soirée (voir encadré p. 239-240)

JOUR 7

Brunch :

– Café, thé ou infusion sans sucre
– 8 galettes de riz complet nature
– 1 cuillerée à soupe rase de beurre
– 2 tranches de blanc de dinde
– Carottes râpées au jus de citron
– 1 yaourt classique
– 1 tranche d'ananas

Dîner :

– Fleurettes de chou-fleur à croquer
– 1 pavé de rumsteck grillé avec 1 à 2 cuillerées à café d'huile
– Purée de panais maison
– 1 portion de saint-nectaire (25 grammes environ)
– 3 fines tranches de pain complet de boulangerie
– 3 abricots secs

1 collation en matinée, après-midi ou soirée
(voir encadré p. 239-240)

Chapitre 33

Le profil dîner léger/collation du soir

Votre régime de base

Même topo, mais pas même tempo : si vous êtes accro aux bons petit déjeuner et déjeuner, allégez le dîner en le remplaçant par une collation (salée ou sucrée) du soir pour mincir.

Petit déjeuner :

– Café, thé ou infusion sans sucre
– 6 à 7 fines tranches de pain complet de boulangerie
– 1 cuillerée à café de beurre ou 1 mini-portion hôtelière (10 à 12,5 grammes)
– 1 laitage nature 20 % de MG ou 1 verre de lait demi-écrémé
– 1 fruit

Déjeuner :

– Crudités en vinaigrette avec 1 à 2 cuillerées à café d'huile
– 1 portion de viande, poisson ou œufs cuite sans MG
– 8 cuillerées à soupe de féculents cuits sans MG (environ 200 grammes poids cuit, 70 grammes poids sec)

– Légumes cuits sans MG

– 1 portion individuelle de fromage (20 à 40 grammes selon les fromages)

– 2 fines tranches de pain complet de boulangerie (30 grammes environ)

– 1 fruit

Dîner léger/collation du soir à 250 kcal.

COLLATION SALÉE

– Crudités en vinaigrette avec 1 à 2 cuillerées à café d'huile + 1 laitage nature 20 % de MG + 1 fruit

ou

– Tomates cerises à croquer + 1 portion individuelle de camembert (1/8e de camembert) + 3 fines tranches de pain complet de boulangerie

ou

– 1 bol (300 ml) de soupe (à moins de 50 kcal/100 ml) + 1 laitage nature 20 % de MG

ou

– 2 tranches de jambon + 2 fines tranches de pain complet de boulangerie + ½ cuillerée à café ou 1 noisette de beurre

ou

– 1 œuf à la coque ou dur + 2 fines tranches de pain complet de boulangerie + 1 fruit

ou

– Salade verte en vinaigrette avec 1 cuillerée à café d'huile + 4 bâtonnets de surimi + 1 laitage 20 % de MG

ou

– 1 petite bouteille de jus de tomate (200 ml environ) + 1 portion individuelle de 20 à 40 grammes de fromage selon le fromage (1/8e de camembert) + 3 fines tranches de pain complet de boulangerie

ou

– Bâtonnets de crudités à croquer + 6 amandes à croquer + 1 pot ou 1 gourde de compote de fruits sans sucres ajoutés

ou

– 3 fines tranches de pain complet de boulangerie + 1 portion de fromage tartiner + 1 fruit

ou

– Bâtonnets de carottes + 1 tranche d'emmental (30 grammes environ) + 1 fruit

COLLATION SUCRÉE

– 1 verre de lait demi-écrémé + 4 à 5 cuillerées à soupe de céréales soit environ 40 grammes (à maximum 380 calories/100 grammes)

ou

– 1 laitage nature 20 % de MG + 1 biscuit tablette de chocolat + 1 fruit

ou

– 1 verre de lait demi-écrémé + 1 cuillerée à café de cacao + 2 biscuits type petit-beurre

ou

– 3 fines tranches de pain complet de boulangerie + 2 cuillerées à café rases de pâte à tartiner

ou

– 3 galettes de céréales nature + 1 cuillerée à soupe de confiture + 1 laitage 20 % de MG

ou

– 2 tranches de pain d'épices + 1 yaourt nature classique

ou

– 1 briochette nature ou 1 croissant + 1 cuillerée à café de miel ou confiture + 1 thé ou une infusion sans sucre

ou

– 2 fines tranches de pain complet de boulangerie + 2 carrés de chocolat + 1 laitage nature 20 % de MG

ou

– 3 amandes + 3 abricots secs + 3 petits-beurre

ou

– 5 boudoirs + 1 pot ou 1 gourde de compote de fruits sans sucres ajoutés + 1 verre de lait demi-écrémé

VOTRE RÉGIME AVEC MENUS

Semaine 1

JOUR 1

Petit déjeuner :

– Café, thé ou infusion sans sucre
– 6 fines tranches de pain complet de boulangerie
– 1 noix de beurre
– 1 fromage blanc 20 % de MG
– 1 verre de jus d'orange

Déjeuner :

– Dés de betterave en vinaigrette avec 1 à 2 cuillerées à café d'huile
– 1 pavé de cabillaud à l'estragon en papillote
– 8 cuillerées à soupe de riz complet cuit sans MG
– Courgettes poêlées sans MG au curry
– 1 fine tranche de roquefort
– 2 fines tranches de pain complet de boulangerie
– 1 nectarine

Dîner léger/collation du soir au choix
(voir encadré p. 253-254)

JOUR 2

Petit déjeuner :

– Café, thé ou infusion sans sucre
– 1 bol de flocons d'avoine arrosés d'un verre de lait demi-écrémé
– Fraises au jus de citron

Déjeuner :

– Rondelles de tomate et dés de feta en vinaigrette avec 1 à 2 cuillerée à café d'huile
– 1 escalope de veau poêlée sans MG
– 8 cuillerées à soupe de quinoa cuit sans MG
– Carottes vapeur au cumin
– 2 fines tranches de pain complet
– 3 petits abricots

Dîner léger/collation du soir au choix
(voir encadré p. 253-254)

JOUR 3

Petit déjeuner :

– Café, thé ou infusion sans sucre
– 6 petits pains grillés complets
– 1 cuillerée à soupe de miel
– 2 petits-suisses 20 % de MG

Déjeuner :

– Concombre et ciboulette en vinaigrette avec 1 à 2 cuillerées à café d'huile
– 2 œufs au plat cuits sans MG
– 8 cuillerées à soupe de boulgour cuit à l'eau et additionné de coulis de tomate nature
– Épinards cuits avec 2 cuillerées à café de crème fraîche
– 2 fines tranches de pain complet de boulangerie
– 1 part de reblochon
– 1 pêche en salade à la vanille

Dîner léger/collation du soir au choix
(voir encadré p. 253-254)

JOUR 4

Petit déjeuner :

– Café, thé ou infusion sans sucre
– 6 biscottes complètes
– 1 noix de beurre
– 1 fromage blanc 20 % de MG
– 2 kiwis

Déjeuner :

– Carottes râpées en vinaigrette avec 1 à 2 cuillerées à café d'huile
– 1 cuisse de poulet cuite au four sans MG
– 8 cuillerées à soupe de pâtes complètes cuites sans MG
– Brocoli cuit à l'eau avec un bouillon cube
– 2 fines tranches de pain complet de boulangerie
– 1 fine tranche de comté
– 1 belle tranche de melon

Dîner léger/collation du soir au choix
(voir encadré p. 253-254)

JOUR 5

Petit déjeuner :

– Café, thé ou infusion sans sucre
– 1 bol de céréales au son arrosées d'un verre de lait demi-écrémé
– 1 petite poignée de raisins secs

Déjeuner :

– ½ avocat au jus de citron
– Carpaccio de bœuf saupoudré de parmesan
– 4 pommes de terre moyennes cuites à l'eau
– Aubergines grillées sans MG au romarin

– 2 fines tranches de pain complet de boulangerie
– 1 belle tranche de melon

Dîner léger/collation du soir au choix
(voir encadré p. 253-254)

JOUR 6

Petit déjeuner :

– Café, thé ou infusion sans sucre
– 6 fines tranches de pain complet de boulangerie
– 1 noix de beurre
– 1 yaourt nature classique
– 3 prunes

Déjeuner :

– Salade composée avec cœurs d'artichaut, 3 poignées de dés de jambon, 1 cuillerée à soupe de dés d'emmental, 8 cuillerées à soupe de blé froid, cuit sans MG en vinaigrette avec 1 à 2 cuillerées à café d'huile
– 2 fines tranches de pain complet de boulangerie
– 1 petite banane

Dîner léger/collation du soir au choix
(voir encadré p. 253-254)

JOUR 7

Petit déjeuner :

– Café, thé ou infusion sans sucre
– 6 biscottes complètes
– 1 noix de beurre
– 1 fromage blanc 20 % de MG
– 1 pêche

Déjeuner :

– Radis à la croque avec 1 noisette de beurre
– 3 tranches de filet mignon de porc cuit au four sans MG à la moutarde
– 8 cuillerées à soupe de polenta cuite à l'eau
– Haricots verts persillés cuits sans MG
– 2 fines tranches de pain complet de boulangerie
– 1 part de pont-l'évêque
– 1 poignée de cerises

Dîner léger/collation du soir au choix
(voir encadré p. 253-254)

Semaine 2

JOUR 1

Petit déjeuner :

– Café, thé ou infusion sans sucre
– 6 fines tranches de pain complet de boulangerie
– 1 noix de beurre
– 1 fromage blanc 20 % de MG
– 1 orange sanguine

Déjeuner :

– Chou rouge en vinaigrette avec 1 à 2 cuillerées à café d'huile
– 1 escalope de dinde poêlée sans MG à la moutarde
– 8 cuillerées à soupe de riz complet cuit sans MG
– Champignons poêlés sans MG à l'échalote
– 1 fine tranche de cantal
– 2 fines tranches de pain complet de boulangerie
– 1 pomme

Dîner léger/collation du soir au choix
(voir encadré p. 253-254)

JOUR 2

Petit déjeuner :

– Café, thé ou infusion sans sucre
– 1 bol de flocons d'avoine arrosés d'un verre de lait demi-écrémé
– 2 kiwis

Déjeuner :

– Céleri râpé en vinaigrette avec 1 à 2 cuillerées à café d'huile
– 1 pavé de rumsteck grillé sans MG
– 8 cuillerées à soupe de pâtes complètes cuites sans MG
– Purée de panais maison préparée sans MG
– 2 fines tranches de pain complet de boulangerie
– 1 portion de brie
– 1 poire

Dîner léger/collation du soir au choix
(voir encadré p. 253-254)

JOUR 3

Petit déjeuner :

– Café, thé ou infusion sans sucre
– 6 petits pains grillés complets
– 1 cuillerée à soupe de confiture
– 2 petits-suisses 20 % de MG

Déjeuner :

– Potage de légumes sans féculents ni MG

– 3 œufs en omelette cuite avec 5 grammes de beurre
– 8 cuillerées à soupe de blé cuit à l'eau et additionné de coulis de tomate nature
– Chou chinois vapeur
– 2 fines tranches de pain complet de boulangerie
– 1 part de roquefort
– Salade de suprêmes de pamplemousse

Dîner léger/collation du soir au choix
(voir encadré p. 253-254)

JOUR 4

Petit déjeuner :

– Café, thé ou infusion sans sucre
– 6 biscottes complètes
– 1 noix de beurre
– 1 fromage blanc 20 % de MG
– 6 litchis

Déjeuner :

– Carottes râpées en vinaigrette avec 1 à 2 cuillerées à café d'huile
– Aiguillettes de poulet poêlées au curry sans MG
– 8 cuillerées à soupe de polenta cuite sans MG
– Potiron cuit à l'eau avec un bouillon cube
– 2 fines tranches de pain complet de boulangerie
– 1 fine tranche de saint-nectaire
– 1 petite banane

Dîner léger/collation du soir au choix
(voir encadré p. 253-254)

JOUR 5

Petit déjeuner :

– Café, thé ou infusion sans sucre
– 1 bol de céréales au son arrosées d'un verre de lait demi-écrémé
– 1 petite poignée d'abricots secs

Déjeuner :

– Mâche en vinaigrette avec 1 à 2 cuillerées à café d'huile
– 2 tranches de rôti de porc froid
– 4 pommes de terre moyennes cuites à l'eau
– Gratin de chou-fleur maison préparé sans MG et avec une grosse pincée d'emmental râpé
– 2 fines tranches de pain complet de boulangerie
– 3 clémentines

Dîner léger/collation du soir au choix
(voir encadré p. 253-254)

JOUR 6

Petit déjeuner :

– Café, thé ou infusion sans sucre
– 6 fines tranches de pain complet de boulangerie
– 1 noix de beurre
– 1 yaourt nature classique
– 1 poire

Déjeuner :

– Radis à la croque avec 1 noisette de beurre
– 1 pavé de saumon grillé sans MG et citronné
– 8 cuillerées à soupe de boulgour cuit sans MG

– Fondue de poireaux préparée sans MG
– 2 fines tranches de pain complet de boulangerie
– 1 fine tranche de beaufort
– 1 orange sanguine

Dîner léger/collation du soir au choix
(voir encadré p. 253-254)

JOUR 7

Petit déjeuner :

– Café, thé ou infusion sans sucre
– 6 biscottes complètes
– 1 noix de beurre
– 1 fromage blanc 20 % de MG
– 3 clémentines

Déjeuner :

– Salade d'endives en vinaigrette avec 1 à 2 cuillerées à café d'huile
– 160 grammes de noix de pétoncle poêlées aux baies rouges sans MG
– 8 cuillerées à soupe de riz complet cuit à l'eau
– Tombée d'endives préparée sans MG
– 2 fines tranches de pain complet de boulangerie
– 1 part de morbier
– 2 kiwis

Dîner léger/collation du soir au choix
(voir encadré p. 253-254)

Sixième partie

Que faire si…

Où l'on rappelle, après avoir découvert et mis en pratique les différents régimes et menus adaptés aux femmes et aux hommes en fonction de leurs habitudes alimentaires, qu'un parcours d'amaigrissement n'est pas un long fleuve tranquille… mais qu'il existe des solutions.

Où, en cas de paliers voyant l'aiguille de la balance ne pas bouger d'un iota, on booste sa perte de poids en adoptant un joker minceur : le jeûne provisoire et intermittent.

Où l'on apprend comment composer avec les cuissons sans matières grasses pour varier ses repas light.

Où l'on approfondit ses connaissances afin de mieux affronter les repas à l'extérieur.

Où l'on découvre la manière de compenser les écarts de table inévitables.

Enfin, où l'on comprend et aménage les périodes de stabilisation.

Chapitre 34

Que faire si on stagne à certains paliers ? Mon joker minceur : le jeûne de 16 heures intermittent

Le jeûne, tout le monde le sait, est suivi à l'occasion de fêtes ou de pratiques religieuses : les musulmans, avec le ramadan, le font sur une période longue de trente jours ; les juifs quelques journées par an, notamment pour Kippour.

Certains, partant du principe que ne pas manger fait maigrir, ont choisi depuis quelques années de transposer cette tradition dans des cures amaigrissantes, se servant du jeûne comme socle même de leurs méthodes. Or, selon moi, abuser de cette pratique, généraliser l'abstinence totale est impossible tant cela revient à mettre en péril la santé de ceux qui s'y adonnent.

Pour autant, un jeûne maîtrisé, contrôlé, surtout provisoire, sur une durée de 16 heures, n'est en rien une option saugrenue. Mieux, je considère que bien mené, bien entouré, un jeûne intermittent (comme des études cliniques l'ont montré) ne manque pas d'avantages, s'il s'intègre à un régime équilibré. C'est même une sorte de joker minceur !

Voici ma proposition.

Les paliers de perte de poids

Il existe fréquemment des paliers dans un régime. Une étape normale, puisque la perte de poids entraîne une diminution de la dépense d'énergie. Comme nous pesons moins lourd, nous n'avons plus besoin d'autant de calories pour assurer l'ensemble de nos activités. Cependant, certaines périodes de freinage, terriblement stressantes car décourageantes et inquiétantes, sont liées à des phénomènes d'épargne qui n'ont rien à voir avec la baisse de la dépense d'énergie.

Un article paru dans un journal américain[1] a rendu compte d'une étude cherchant à corroborer l'impact d'une privation de nourriture sur une partie de la journée, donc l'efficacité du jeûne intermittent. Objectif : vérifier si cette technique permettait de mieux mobiliser la graisse.

Une recherche en rien anodine, puisque cette pratique est devenue populaire dans certains pays, afin de réduire le poids corporel et la masse grasse. Pour autant, personne auparavant n'avait étudié le délai optimal du jeûne alimentaire et ses répercussions sur le poids total du corps, la composition corporelle, la dépense énergétique au repos et les modes d'alimentation liés à la réduction de l'apport énergétique due à ces périodes de jeûne.

Les participants ont été divisés en quatre groupes : un dit de contrôle pratiquant 8 heures de jeûne, un autre osant 16 heures d'abstinence alimentaire, un troisième suivant 20 heures de sevrage et un dernier allant jusqu'à 24 heures de jeûne. Eh bien, le résultat est surprenant :

---

1. De Castro A.F., Jawadwala R., Fallows S., *Au Intermittent Fasting-How Long is Enough ?* Obesity Facts 2014 7 SUPPL. 1 (92)

a été observée une vraie diminution du poids et de la masse grasse corporelle dans les trois groupes ayant jeûné, avec un apport énergétique équivalent sur la période (les plus fortes étant constatées chez ceux qui se sont abstenus de manger sur 20 heures). Cela signifie qu'on peut pratiquer, en cas de freinage de la perte de poids, une technique visant, un ou deux jours par semaine, à jeûner durant 16 ou 20 heures.

Pratiqué ainsi et sous condition de ne pas le faire trop fréquemment, le jeûne n'est pas dangereux.

Voilà pourquoi je conseille ici un jeûne de 16 heures intermittent un jour ou deux maximum par semaine, sans que ceux-ci se suivent, et tout en conservant la stratégie de régime habituelle, c'est-à-dire dîner de régime + déjeuner de régime ou collation.

La stratégie du jeûne

Nous, nutritionnistes, savons que la baisse de cadence d'une perte de poids n'a pas beaucoup de valeur, puisque la fonte des kilos pourra redémarrer plus tard, sauf exception – en général des personnes de petite taille, d'un âge un peu avancé, et souvent de sexe féminin –, mais comme ces stagnations sont difficiles à vivre pour les patients, fort des différentes expériences relatées dans ce livre, je suis convaincu qu'il est possible de recourir à cette technique.

Il s'agit en fait d'assurer une période continue de 16 heures sans prise alimentaire, mais avec hydratation à volonté avec de l'eau, des boissons édulcorées ou des bouillons de légumes.

Cela revient à manger deux repas avec un intervalle maximum de 8 heures, puis à laisser s'écouler 16 à 20 heures avant le suivant. Par exemple, on peut prendre un petit déjeuner ou une collation en se réveillant, un repas à l'heure du déjeuner et patienter un minimum de 16 heures et un maximum de 20 heures jusqu'au prochain repas. On peut également se sustenter à l'heure du déjeuner, dîner, mais à condition de ne se mettre ensuite à table qu'après un laps de temps de 16 heures après ce dernier repas.

Voici, pour vous donner des exemples précis, quelques options possibles.

SCHÉMA N° 1 :

– Je consomme le déjeuner et le dîner prévu, et je supprime la collation ou la consomme entre le déjeuner et le dîner :

→ Il s'agit donc d'un jeûne entre la fin du dîner et le déjeuner du lendemain avec boissons sans sucre (eau, infusion, thé, café, bouillon peu salé) à volonté.

SCHÉMA N° 2 :

– Je consomme le petit déjeuner et le déjeuner comme prévu et supprime la collation du soir.

→ Il s'agit donc d'un jeûne entre la fin du déjeuner et le petit déjeuner du lendemain avec boissons sans sucre (eau, infusion, thé, café, bouillon peu salé) à volonté.

SCHÉMA N° 3 :

– Je consomme le brunch vers midi et le dîner prévus et supprime la collation.

→ Il s'agit donc d'un jeûne entre la fin du dîner et le brunch du lendemain pour ceux qui préfèrent ce repas à un déjeuner classique avec boissons sans sucre (eau, infusion, thé, café, bouillon peu salé) à volonté.

SCHÉMA N° 4 :
(pour ceux qui n'adhèrent pas à deux repas par jour)

– Si vous restez sur une structure classique à trois repas (petit déjeuner, déjeuner, dîner), vous pouvez utiliser le jeûne de 16 heures en supprimant le petit déjeuner ou le dîner.

→ Avec boissons sans sucre (eau, infusion, thé, café, bouillon peu salé) à volonté.

Attention : surtout, il ne faut pas suivre régulièrement ce régime, qui n'est pas une solution permanente et supprimerait peu à peu tout plaisir alimentaire. Le plus judicieux est de recourir à ce système lorsque la perte de poids est inférieure à 500 grammes au cours d'une semaine complète. Car n'oubliez jamais que l'objectif d'un régime n'est pas uniquement de maigrir, mais aussi d'acquérir des habitudes alimentaires susceptibles de modifier en profondeur et durablement un comportement mis en place depuis trop longtemps.

On peut donc jeûner suivant les modèles proposés un à deux jours par semaine, idéalement coupés par une à deux journées « normales ».

Certains (très courageux) s'essayeront à l'adopter deux jours d'affilée, mais il faut toujours respecter les schémas indiqués plus haut. Par la suite, il conviendra de reprendre le rythme habituel, et d'utiliser éventuellement ce système seulement en cas de rupture de la courbe de perte de poids.

Cette technique, hors conditions médicales exceptionnelles, est sans grand danger. Notre corps contient une masse d'énergie suffisante (à condition de boire) pour nous laisser vivre sans manger plus qu'une journée. Cela dit, le jeûne intermittent est à éviter chez les sujets qui prennent des médicaments antidiabétiques, qui sont atteints de maladies cardiovasculaires ou prennent d'autres médicaments nécessitant l'absorption d'aliments.

Le jeûne comme thérapie ?

Le jeûne pourrait aussi présenter un certain intérêt scientifique, lorsqu'il est pratiqué de façon plus sévère.

Rappelons comment, en février 2012, une enquête expérimentale a évalué chez la souris l'effet du jeûne sur des tumeurs cancéreuses[1]. L'étude, réalisée par une équipe américaine, s'est intéressée aux répercussions de cette abstinence alimentaire sur des animaux porteurs de tumeurs. Les cellules cancéreuses étudiées étaient celles du sein, des mélanomes, des gliomes et d'autres de l'ovaire. Les souris ont subi différents cycles de jeûne, c'est-à-dire qu'elles ont été privées à plusieurs reprises d'alimentation entre 48 et 60 heures, alors que les apports en eau étaient conservés.

Les résultats ont montré[2] :

– Que deux cycles de jeûne retardaient la croissance de certaines cellules cancéreuses (sein, mélanome, gliome) aussi efficacement que la chimiothérapie, et que la combinaison de deux cycles de jeûne et de la chimiothérapie était plus efficace que la chimiothérapie seule.

– Que de multiples cycles de jeûne [nombre de cycles non précisé dans l'étude] accroissaient la sensibilité des cellules cancéreuses aux traitements de chimiothérapie, ce qui augmentait la survie globale des souris.

– Que le jeûne favorisait l'activité de régulation des gènes impliqués dans la croissance des cellules normales et cancéreuses. Une réduction du nombre de cellules cancéreuses a même été observée in vitro.

– Que la combinaison du jeûne et de la chimiothérapie favorisait les cassures d'ADN dans les cellules cancéreuses, ce qui potentialisait donc améliorait les effets de la chimiothérapie, c'est-à-dire augmentait son efficacité.

1. Lee, 2012, *Fasting Cycles Retard Growth of Tumors and Sensitize a Range of Cancer Cell Types to Chemotherapy.*

2. Cette étude a été réalisée sur *quelques souris* (*petit échantillon*) et en *conditions expérimentales.*

Mais des limites apparaissent dans les résultats de cette enquête. Des travaux antérieurs réalisés chez l'animal (études précliniques) ont rapporté de leur côté des conclusions contradictoires, voire une toxicité supérieure des traitements de chimiothérapie en cas de carence nutritionnelle.

À ce stade de la recherche, il n'est donc pas possible de transposer les résultats à l'homme. Des essais cliniques chez ce dernier seront nécessaires pour confirmer la faisabilité du jeûne combiné à une chimiothérapie dans le traitement de certains cancers[1].

Ce qui n'a pas empêché les partisans du jeûne total d'ériger cette technique en mode de prévention nécessaire à toutes les maladies. Ce serait oublier les dangers d'un jeûne récurrent. Pardonnez mon côté répétitif, mais il est essentiel de le redire : jeûner durablement ne peut être pratiqué par tout le monde, même si, utilisée de façon intermittente par des personnes ayant déjà l'habitude d'un régime et après avis médical, cette abstinence alimentaire temporaire me semble intéressante.

Stratégie du régime 900 calories

Si la pratique du jeûne intermittent est une vraie nouveauté, une autre technique, plus ancienne, est tout aussi efficace : s'alimenter avec un régime à 900 calories pendant deux jours.

Pourquoi une période si réduite ? Parce qu'il s'agit d'un régime restrictif, donc qu'une tranche de 48 heures s'avère largement suffisante.

1. Une étude est actuellement en cours aux États-Unis chez quelques patientes atteintes de cancer du sein, de cancer du canal urinaire ou de l'ovaire.

On la réserve, comme le jeûne intermittent, à des périodes où la baisse du poids ralentit fortement. La technique est la même que précédemment : il suffit de vérifier son poids d'une semaine sur l'autre, en choisissant un jour fixe, et dès que la perte de kilos devient inférieure à 500 grammes sur une semaine on met en place ce régime pendant 24 ou 48 heures.

J'admets qu'il serait possible de suivre ce programme à 900 calories sur des périodes plus longues, mais il bouleverserait tant le régime et mettrait celui ou celle qui le pratique dans une telle situation de restriction, que tout retour au régime préalable deviendrait difficile et moins efficace. Voilà pourquoi il est préférable de se servir de cette « stratégie 900 » comme d'une espèce de choc diététique utile pour conserver une bonne motivation et aider à garder une bonne cadence.

Comme il n'y a pas beaucoup de variations possibles dans ce type de régime, inutile de proposer des recettes et des menus particuliers. Mais vous pouvez utiliser la même stratégie d'équivalences que dans le régime « 2 repas, 1 en-cas ».

Matin :

– Café, thé, eau, infusion à volonté, sans sucre, avec ou sans édulcorant de synthèse

– 1 yaourt à 0 % de matière grasse sans sucre avec ou sans édulcorant de synthèse

Matinée :

– Café, thé, eau, infusion à volonté, sans sucre, avec ou sans édulcorant de synthèse

Déjeuner :

– Crudités SANS HUILE, avec à volonté citron, vinaigre, moutarde, échalotes, oignons, fines herbes…

– Une portion de viande maigre, dégraissée, grillée ou équivalence

– Légumes cuisinés sans matière grasse

– 1 yaourt sans sucre ou équivalent avec ou sans édulcorant de synthèse en poudre ou liquide

– Une portion de fruits ou une compote sans sucre ajouté

Après-midi :

– Café, thé, eau, infusion à volonté, sans sucre, avec ou sans édulcorant de synthèse

Dîner :

– Crudités SANS HUILE avec à volonté citron, vinaigre, moutarde, échalotes, oignons, fines herbes…

– 125 grammes de viande maigre, dégraissée, grillée ou équivalence

– Légumes cuisinés sans matière grasse à volonté

– Une portion de fromage

– Une portion de fruits ou une compote sans sucre ajouté

CHAPITRE 35

Que faire pour changer d'aliments ou la magie des équivalences

Tout au long de votre régime, vous ressentirez des envies particulières durant lesquelles vous tenaillera l'idée de remplacer certains aliments par d'autres. Rien de plus normal. Mieux, il est essentiel, pour votre bien-être et le succès de la cure d'amaigrissement, de consommer les produits que vous aimez. Car si vous éprouvez du plaisir à manger, vous mincirez plus vite et plus efficacement !

Votre régime n'est pas figé, modifiez-le à votre guise… mais en respectant mes conseils sur les équivalences.

Comme je mentionne souvent des « aliments équivalents » pour remplacer tel ou tel produit, les voici.

Je n'aime pas la viande ou le poisson ou les crustacés

Si vous êtes dans cette situation, vous pouvez consommer les produits suivants en équivalence (remplacez l'un par l'autre en fonction de vos goûts) :

Viandes :

– 200 grammes (avec les déchets) de lapin (1 cuisse, 2 râbles), de poulet (1 cuisse), de pintade (1 cuisse), de côtes d'agneau premières maigres (3), de côte de porc maigre (1), de côte de veau maigre (1) ;

– 125 grammes dégraissés de bœuf (viande hachée à 5 % de MG, bavette, filet, roastbeef, tende de tranche), de veau (escalope, filet), de porc (rôti dans le filet, filet mignon), de pintade sans la peau ;

– 150 grammes dégraissés de rumsteck, de poulet, de dinde sans la peau (blanc, aiguillettes, rôti), de cuisse de canard sans la peau, de caille sans la peau, de cuisses de grenouille, de biche, d'autruche, de kangourou, de lièvre, de chevreuil, de sanglier ;

– 100 grammes dégraissés de bœuf (onglet, faux-filet, jarret), d'agneau (gigot maigre, épaule), de cheval, de canard (escalope, aiguillettes, magret sans la peau), de pigeon sans la peau

peuvent être remplacés par :

Charcuteries maigres : 130 grammes de jambon blanc découenné dégraissé, de jambon de dinde, de jambon de poulet, 100 grammes de jambon sec dégraissé, 120 grammes de filet de bacon, 90 grammes de magret de canard fumé dégraissé, 75 grammes de viande des Grisons, de bresaola ;

ou

Abats : 140 grammes de tripes, 120 grammes de ris de veau, 110 grammes de cervelle d'agneau, 100 grammes de gésiers de canard confit, de gésiers de volaille, 90 grammes de foie de veau, de cœur de bœuf, de foie d'agneau, de rognons de bœuf ou de veau, 80 grammes de tête de veau, 75 grammes de queue de bœuf, 60 grammes de langue de bœuf ;

ou

Poissons : 150 grammes à 180 grammes de poisson maigre sans déchets tel que : merlan, colin/merlu, lingue/julienne, flétan, saint-pierre, carrelet/plie, limande-sole, congre, lieu noir/lieu jaune, dorade/sébaste/rascasse, cabillaud/morue, bar/loup, rouget barbet, turbot, cardine, baudroie/lotte, brochet, haddock, perche, éperlan, raie, barbue, empereur, sabre, grenadier, grondin rouge, tacaud... 150 grammes de haddock ou églefin fumé, 100 grammes de hareng fumé, 80 grammes de saumon fumé, de truite fumée, 65 grammes de maquereau fumé, 125 grammes de poisson gras tel que : thon, truite, saumon, espadon, 110 grammes d'anchois mariné ou de carpe, 100 grammes de mulet, 80 grammes de sardine ou de hareng, 70 grammes de maquereau, d'anguille, de roussette, de mérou ;

ou

Crustacés et mollusques (sans les déchets) : 300 grammes de clams, praires ou palourdes, 200 grammes d'écrevisses, 130 grammes de bulots, de moules, 120 grammes de crabe ou tourteau, 110 grammes de bigorneaux, de langouste, 12 huîtres, 160 grammes de coquilles Saint-Jacques (noix et corail), de crevettes roses, de crevettes grises, de homard, de seiche, de calamars, de poulpes, de cocktail de fruits de mer ;

ou

Autres : 2 œufs, 100 grammes d'escalope végétale ou de steak à base de soja (à moins de 6 grammes de lipides/100 grammes), 8 bâtonnets de surimi (150 grammes), 100 grammes de céréales cuites + 50 grammes de légumes secs cuits, 120 grammes de tofu nature, de tempeh ou de seitan, 150 grammes de céréales cuites + 100 grammes de légumes secs cuits à la place d'une portion de viande, poisson ou œufs + 100 grammes de féculents cuits, 50 grammes de protéines de soja texturées à réhydrater, 50 grammes de fromage à moins de 45 % de MG sur extrait sec, soit moins de 25 % de MG sur produit fini, 1 bol (250 ml) de soupe de poisson à la place d'1 crudité + 5 grammes de MG, 2 yaourts nature 0 % de MG + 1 œuf.

ou

Nos petites gâteries-troc. Pour vous faire plaisir de temps en temps, vous pouvez remplacer :

– **1 portion de viande, poisson ou œuf** par : 6 tranches d'andouille (6 x 60 grammes), 5 tranches de cervelas (50 grammes), 2 Knackis pur porc ou saucisses de Strasbourg (70 grammes), 2 merguez (100 grammes), 1 chipolata (100 grammes), 95 grammes de rillettes de poisson, mousses de poisson, 1 à 2 quenelles (80-120 grammes), 1 tranche de poisson pané (70 % de poisson : colin, cabillaud) (50 grammes).

– **1 portion de viande, poisson ou œufs + 5 grammes de MG par :** 50 grammes de lardons, ½ andouillette (75 grammes), 1 cordon bleu (dinde ou filet de dindonneau) (100 grammes)

– **1 portion de viande, poisson ou œufs + 10 grammes de MG par** : 20 grammes de pâté de foie ou de campagne, 20 grammes de rillettes, 20 grammes de saucisson sec, 20 grammes de chorizo, 100 grammes de boudin blanc, 90 grammes de boudin noir, 70 grammes de chair à saucisses, 1 tranche de foie gras (45 grammes), 5 nuggets de dinde ou de poulet (100 grammes).

Je souhaite remplacer un légume par un autre

Vous pouvez consommer les **légumes suivants, crus et/ ou cuits entiers ou sous forme de purée à volonté** : asperges, aubergines, blettes, brocolis, cardons, carottes, céleris, cèpes, champignons de Paris, choux blancs, choux verts, choux-fleurs, choux rouges, choux de Bruxelles, choucroute cuite non cuisinée, concombres, courges, courgettes, crosnes, endives, épinards, fenouils, girolles, haricots verts, haricots beurre, navets, oignons, oseille, pâtissons, poireaux, pois gourmands, poivrons, potirons, pousses de bambou, pousses de soja, salade, radis, tomates...

On surveille certains légumes :

– Pour une **entrée**, je me contente de : ½ avocat, 1 artichaut entier, 140 grammes de cœurs de palmier, 85 grammes de radis noir, 125 grammes de fonds d'artichauts, 120 grammes de betteraves rouges cuites, de macédoine de légumes ou 75 grammes de topinambours.

– En **garniture** du plat principal, je me contente de : 2 artichauts entiers, 270 grammes de salsifis, 150 grammes de topinambours, 285 grammes de rutabagas, 250 grammes de fonds d'artichauts, 140 grammes de petits pois ou de panais.

– Pour les **légumes exotiques**, je peux consommer : 200 à 300 grammes de gombo, christophine (ou chouchou), bélanger, chou-coco, ti-concombre, ti-jacques, brède songe, brède mafane, pipangaille, margose, lalo, moroungue, ou 150 grammes à 200 grammes de giraumon et mangue verte.

Je souhaite varier les laitages

Vous pouvez remplacer **1 laitage nature 0 % de MG** par :

– 2 petits-suisses nature 0 % de MG (2 x 60 grammes), 3 cuillerées à café de poudre de lait écrémé (15 grammes), 1 yaourt aux fruits ou aromatisé 0 % de MG et sans sucres ajoutés (125 grammes), 1 faisselle nature 0 % de MG (100 grammes), 1 tranche de fromage pour burger ou croque-monsieur, 1 yaourt au soja nature et enrichi en calcium (100 grammes), 1 verre de lait écrémé (150 ml) ou 100 ml de lait demi-écrémé, 2 portions de fromage à tartiner allégé, 2 yaourts à boire 0 % de MG et sans sucres ajoutés (2 x 100 grammes), 1 verre de lait ribot maigre (150 ml), 30 grammes de cancoillotte, 1 fromage blanc nature 0 % de MG (100 grammes), 150 ml de boisson végétale nature enrichie en calcium : soja, amande, riz, avoine… (sauf châtaigne).

Je souhaite remplacer le fromage

Vous pouvez remplacer une **portion de fromage à 45 % de matière grasse à pâte pressée** (type emmental, comté, parmesan, beaufort, abondance de Savoie…) par :

– 2 yaourts nature 0% de MG (2 x 125 grammes), 110 grammes de fromage blanc nature 20 % de MG sur extrait sec (soit moins de 4 % de MG sur produit fini), 25 grammes de fromages persillés (roquefort, bleu d'Auvergne, bleu de Bresse…), gouda, mimolette, munster, saint-nectaire, tomme de Savoie, sainte-maure, 175 ml de lait demi-écrémé ou 130 ml de lait entier, 60 grammes de jambon blanc découenné dégraissé, 30 grammes de fromage à moins de 45 % MG sur extrait sec, soit moins de 25 % MG sur produit fini (camembert, coulommiers, reblochon, brie, port-salut, neufchâtel, chaource, saint-marcellin, livarot, pont-l'évêque, vacherin Mont-d'or, boulettes d'Avesnes, cabécou, bûche de chèvre, selles-sur-cher, feta, brique au lait de brebis…), 130 ml de lait de chèvre entier, 1 œuf, 60 grammes de cancoillotte ou 50 grammes de ricotta ou 40 grammes de chèvre frais, de mozzarella, 80 ml de lait de brebis entier, 10 grammes de beurre, 1 yaourt nature au lait entier sans sucre (125 grammes), 15 grammes de graines oléagineuses (noix, noisettes, amandes, pistaches…)

Je souhaite varier ma consommation de fruits

Je peux consommer jusqu'à 180 grammes (fruit de taille moyenne) des **fruits** suivants : 1 pomme, 1 poire, 1 orange, 1 pêche, 1 nectarine, 2 mandarines, 3 clémentines, 2 kiwis, 3 à 4 abricots, 5 à 6 reines-claudes, 2 tranches et demie d'ananas.

Je peux consommer jusqu'à 500 grammes de rhubarbe crue, 300 grammes de groseille à maquereaux, 250 grammes de coing, 250 grammes de pastèque (1 belle tranche), 250 grammes de fraise, 250 grammes de pamplemousse ou de pomelo (1), 250 grammes de citron (3), 250 grammes de melon, 200 grammes de mûre, 200 grammes de framboise, 200 grammes de groseille.

Je me contente de seulement 150 grammes de mirabelle, 150 grammes de myrtille, 150 grammes de cassis, 150 grammes de figue fraîche (2 à 3), 150 grammes de mangue (½), 140 grammes de quetsche, 120 grammes de cerise (environ 15), 120 grammes de raisin blanc ou de raisin noir (1 petite grappe), 90 grammes de banane (1 mini-banane ou ½ banane classique).

Pour les fruits exotiques, je peux consommer : 300 grammes de carambole, 250 grammes de papaye, de nèfle du Japon, 170 grammes de figue de barbarie,

150 grammes des fruits suivants : barbadine, cerise des Antilles, kaki, pomme surette, pomme rosée, prune de Cythère, corossol, 1 petit cœur de bœuf, 2 evis, 8 goyaviers, 12 longanis, 1 petit pitahaya, 2 jambrosades, 2 tomates arbustes, 2 mangoustans, 2 vavangues, 120 grammes de goyave, de litchis (6), de kumquat, 110 grammes de maracuja, de fruit de la passion, 100 grammes de grenade (1), 70 grammes de pomme cannelle, de ramboutan, 50 grammes de banane plantain.

Je peux remplacer **1 fruit** par :

– 150 ml de pur jus de fruit sans sucres ajoutés (1 verre), 100 grammes de compote sans sucres ajoutés (1 pot), 30 grammes de confiture, de miel, de sirop d'agave ou de sirop d'érable au choix (1 cuillère à soupe), 60 grammes de pulpe de pruneaux, 45 grammes de pruneau, 30 grammes d'abricot, figue, banane, datte, raisin sec ;

– Des fruits au sirop égouttés : 140 grammes de poire au sirop, 110 grammes de goyave au sirop, d'abricot au sirop, d'ananas au sirop, de cocktail ou macédoine de fruits au sirop, de pêche au sirop, 70 grammes de cerise au sirop, de litchi au sirop.

– Vous pouvez également remplacer votre portion de fruit par 150 ml de pur jus de fruit sans sucres ajoutés (1 petit verre) ou 100 grammes de compote sans sucres ajoutés (1 pot).

Je souhaite remplacer un féculent par un autre

Je peux remplacer **100 grammes de féculents cuits** (30 grammes poids sec) : pâtes, vermicelles, nouilles chinoises, semoule, blé, boulgour, riz, polenta, tapioca (semoule de manioc), quinoa, amarante, sarrasin, légumes secs (lentilles, haricots secs, flageolets, pois chiches, fèves, pois cassés…) par :

– 160 grammes de patate douce, igname, songe, fruit à pain ou fèves fraîches ou 2 pommes de terre de la taille d'un œuf ou 1 grosse pomme de terre (125 grammes) ou 100 grammes de maïs en grains ou 75 grammes de banane plantain ou manioc ou 50 grammes de châtaignes grillées ou 75 grammes de châtaignes au naturel en conserve ou 40 grammes de pain complet (soit 1/6e de baguette ou 3 petites tranches de pain), de pain sans gluten ou 30 grammes de pain azyme ou 3 biscottes (30 grammes) ou 3 petits pains suédois ou 4 Cracotte® ou 4 tartines craquantes sans gluten ou 4 galettes de riz complet nature, aux 4 céréales nature ou 7 galettes fines de maïs nature ou 30 grammes de pétales de céréale nature ou de flocons d'avoine ou de muesli floconneux (à moins de 380 kcal/100 grammes) ou 30 grammes de farine ou de fécule de maïs ou de fécule de pommes de terre ou 2 feuilles de brick (2 x 17 grammes) ou 1 galette bretonne au sarrasin nature (60 grammes).

Je souhaite remplacer la matière grasse

Je peux remplacer **10 grammes de beurre classique** (1 portion hôtelière ou 1 cuillère rase) ou **1 cuillère à soupe d'huile** (10 grammes) par :

– 20 grammes de beurre allégé à 41 % de MG, 10 grammes de margarine à 82 % de MG ou 20 grammes de margarine allégée à 41 % de MG, 2 cuillères à soupe de crème à 15 % de MG (30 grammes) ou 6 cuillères à soupe de crème à 3 % de MG, 4 cuillères à soupe de lait de coco (40 grammes), 6 cuillères à soupe de crème d'amande ou 4 cuillères à soupe de crème d'avoine ou

2 cuillères à soupe de crème de soja ou de riz, 1 œuf, 60 grammes de jambon blanc découenné dégraissé ou de jambon de poulet ou de dinde, 30 grammes de fromage à moins de 45 % de MG sur extrait sec, soit moins de 25 % MG sur produit fini, 15 grammes de graines oléagineuses (noix, noisettes, amandes, pistaches...), 4 cuillères de graines de sésame, 20 grammes d'olives noires ou 25 grammes d'olives vertes, 1 cuillère à soupe de confiture, de miel, de sirop d'agave ou de sirop d'érable au choix (30 grammes), 15 grammes de purée d'oléagineux (amandes, noisettes, tahin, pistaches...), 20 grammes de chocolat.

Je souhaite me faire plaisir de temps en temps

Je peux remplacer occasionnellement :

– 1 cuillère à soupe d'huile par 30 grammes de charcuterie.

– 1 cuillère à soupe d'huile + 40 grammes de pain par 1 croissant ou 1 brioche.

– 30 grammes de pain + 1 cuillère à soupe d'huile + 100 grammes de fruits par 1 part de gâteau maison.

– 25 grammes de fromage + 150 grammes de fruits par 1 entremets ou 2 boules de crème glacée.

– 1 fruit par 2 boules de sorbet.

– 1 fruit par 30 grammes de fruits secs.

– 1 fruit par 2 carrés de chocolat noir.

Je souhaite prendre un apéritif

Échangez occasionnellement 30 grammes de pain ou 150 grammes de fruits ou 1 cuillère à soupe d'huile contre :

– 150 ml de vin rouge à 12° (1 petit verre).
– 200 ml de cidre (2 bolées).
– 200 ml de bière (1 verre).
– 20 ml de porto ou autre vin cuit.

Chapitre 36

Comment cuire sans matières grasses ?

Ne l'oubliez jamais : les modes de cuisson de vos aliments ont un réel impact sur leur valeur calorique. Pourquoi ? Parce que les matières grasses apportent 9 kcal par gramme, et parce que la qualité de leurs acides gras est altérée par la cuisson. Deux bonnes raisons de privilégier les cuissons adaptées (j'ai ajouté en annexe un résumé des différentes options à votre disposition) et surtout sans matières grasses !

Il est tout à fait possible d'adopter une cuisine légère et savoureuse en privilégiant ces méthodes, qui présentent l'avantage de mieux préserver les qualités nutritionnelles des aliments, ainsi que d'en exhaler la saveur authentique.

Voici mes conseils en la matière.

Quelques astuces

Utilisez des ustensiles antiadhésifs

Une large gamme s'offre aujourd'hui au consommateur : poêles, sauteuses et même occasionnellement woks, qui, lorsque le revêtement est bien intègre, permettent de faire sauter les aliments sans ajouter de matières grasses et sans risque que la préparation n'attache.

Ce mode de cuisson apporte un côté croustillant et une saveur caramélisée qui excite les papilles et rend les aliments très appétissants.

Évitez simplement de sur-cuire les aliments : plus le temps de cuisson est court, plus les qualités nutritionnelles sont préservées.

Pensez au barbecue et au gril du four

Ces modes de cuisson rapides ne nécessitent pas de matière grasse et apportent une saveur toute particulière.

Investissez dans un cuiseur vapeur ou une cocotte-minute

La cuisson vapeur permet d'exhaler la saveur des aliments et de bénéficier d'un maximum de vitamines et minéraux.

Il existe également des cuiseurs vapeur adaptés à la cuisson des féculents (*rice cooker*).

N'oubliez pas la cuisson à l'eau

Elle offre un moelleux incomparable. Si vous veillez à saler l'eau, les pertes en vitamines et minéraux restent modérées. Et conservez cette savoureuse eau de cuisson parfumée pour cuire une portion de viande ou un poisson sans matières grasses, en utilisant un fond afin d'éviter de poser l'aliment sur la surface de cuisson.

La cuisson à l'étuvée

À couvert et dans la propre eau de constitution des aliments, elle permet une réelle concentration des saveurs. Le four à micro-ondes ne doit pas être laissé de côté dans ce cas ! Dans un plat adapté fermé hermétiquement (ajoutez un fond d'eau), c'est une cuisson expresse qui ne nécessite aucun ajout de graisses. Qui est d'ailleurs utilisée par certains grands chefs.

Utilisez le papier sulfurisé

Parfait pour chemiser un moule et éviter le beurrage, ce papier est idéal pour préparer de délicieuses papillotes minutes au four à micro-ondes ou traditionnel.

Pensez aux sachets cuisson…

Ou aux feuilles de bananier, qui mettent la cuisson en papillote sans matières grasses au centre des repas de fête !

Comment cuisiner les légumes ou les féculents sans matière grasse, en leur donnant du goût ?

C'est presque sans y penser que nous consommons nos féculents avec plus ou moins de matière grasse ajoutée : un morceau de beurre fondu sur les pommes de terre, la cuisson pilaf où les grains de riz sont revenus dans de l'huile avant d'être cuits à l'eau, une cuillerée de crème sur les pâtes… De la même façon, il peut nous sembler impensable de cuisiner des légumes du soleil sans huile d'olive ou de préparer du potiron et du chou-fleur sans fromage râpé.

Afin d'adopter de nouvelles habitudes alimentaires idéales au bon suivi de votre régime et à sa stabilisation, voici quelques astuces permettant de cuisiner féculents et légumes sans matière grasse et sans perdre en saveur.

Pour les féculents, la cuisson la plus utilisée reste celle à l'eau. Aussi je vous recommande d'y ajouter un cube de bouillon dégraissé (légumes, poule, bœuf...) ou deux Kub or® afin de parfumer les aliments subtilement.

Pourquoi ne pas détourner le principe de la cuisson pilaf en faisant revenir à sec le riz avec des épices (curry, curcuma...), puis en ajoutant la bonne quantité d'eau jusqu'à totale absorption ?

Si vous choisissez la cuisson vapeur (dans un *rice cooker* par exemple), vous pouvez, avant dégustation, ajouter du coulis de tomate ou du ketchup, de la sauce soja, du Viandox® ou de l'arôme Maggie®.

Concernant les légumes, tous les conseils donnés pour les féculents sont valables.

Vous pouvez également jouer avec les oignons, l'ail ou les échalotes en les faisant revenir avec un peu d'eau dans une poêle à revêtement antiadhésif très chaude, puis en ajoutant les rondelles ou les dés de légumes.

Par ailleurs, usez et abusez des épices ! Ajoutez-les à l'eau de cuisson ou saupoudrez-les sur les légumes directement dans le panier vapeur, la poêle ou la sauteuse (curry sur les courgettes, cumin sur les carottes, muscade sur le potiron...).

N'hésitez pas, selon la saison, le type de légumes et vos envies, à cuisiner ceux-ci nature, puis à les agrémenter d'herbes aromatiques fraîches ou surgelées.

Concernant les légumes crus, optez pour un filet de citron ou de vinaigre. Profitez-en pour découvrir de nouvelles saveurs comme le vinaigre de Xérès, de cidre ou de tomate. Et recourez généreusement aux herbes sur vos entrées de crudités : basilic sur les tomates, ciboulette sur le concombre, persil sur les betteraves... Pensez également aux oignons nouveaux ciselés et à l'échalote qui donneront du peps à vos salades !

Comment cuisiner les fruits sans les manger cru ?

Les fruits peuvent se déguster frais, sans aucune préparation. Cependant, c'est lorsqu'ils seront cuits que la majorité d'entre eux développeront une saveur particulière : cuits au four entiers, en mousse, en soufflé et même en garniture d'un plat.

Pour les utiliser cuits, on choisira les fruits à pleine maturité, afin que, même après cuisson, ils restent une source de vitamines et minéraux importante. Afin d'accompagner un plat ou de les réduire en compote ou coulis, on privilégiera une cuisson à l'étouffée de courte durée : les fruits sont cuits dans leur eau de constitution, les pertes en vitamines limitées, les apports en minéraux et en saveur au contraire concentrés.

De même, sautés à la poêle ou au wok, le temps de cuisson est réduit, sans besoin d'ajouter de liquide. Enfin, on pensera aux papillotes en silicone ou au papier sulfurisé pour des préparations rapides au four et même au micro-ondes.

Prenons l'exemple des fruits les plus couramment cuisinés :

– L'abricot s'associe parfaitement avec la viande d'agneau ou la chair du canard.

– L'ananas se prête particulièrement aux brochettes et au wok sucré-salé avec de la viande de porc.

– Les baies (mûres, myrtilles notamment) et cerises se marient avec les gibiers.

– Les pêches font d'excellentes verrines associées au poisson (thon ou saumon) et de beaux gratins.

– Les poires sont les fruits qui se prêtent le mieux au pochage dans un sirop de vin chaud.

– La pomme permet de confectionner de nombreux desserts et rehausse les plats de volailles.

– Les mirabelles, reines-claudes et quetsches sont parfaites en tartes mais aussi associées à toutes les viandes blanches et à l'agneau.

Préparés ainsi, ils apportent plus de saveur à tous vos plats, sans avoir à ajouter systématiquement de matière grasse.

Enfin, tous ces fruits peuvent être cuisinés simplement en compote ou coulis. Alors, ils agrémenteront vos fromages blancs ou entremets et remplaceront avantageusement le sucre.

CHAPITRE 37

Que faire lors des repas au restaurant ?

La plupart des patients estiment facile de déjeuner ou dîner au restaurant lorsqu'ils sont au régime. Pourquoi ? Parce qu'ils pensent y consommer une nourriture qui ne les fera pas grossir, notamment grâce au fait que les portions des assiettes sont contrôlées. Ce n'est pas faux, mais c'est oublier tous les à-côtés gourmands d'une bonne table (le pain, le beurre, etc.) et, surtout, l'ennemi pernicieux qui guette chacun dans ce genre d'endroit : la tentation.

De fait, un restaurant s'efforce de servir la nourriture la plus agréable possible, et les mets, particulièrement appétissants, souvent en sauce, sont plus originaux que ceux cuisinés à domicile. Dur de résister… Pour autant, il est tout à fait possible d'y faire un choix de plats cohérent, comme vous allez le constater dans la formule proposée ci-dessous. Cohérent avec le plaisir comme avec le régime.

Il y a quelques pièges à éviter

– S'abstenir autant que possible de consommer les produits salés, qu'on dit apéritifs, car ils nous ouvrent l'appétit, qui vont des simples cacahouètes, amandes et autres fruits oléagineux aux mises en bouche, qu'on propose pour patienter.

– Éviter le pain : il est en général servi à discrétion, avec du beurre. En moyenne, lorsque l'on a mangé un ou deux morceaux de pain, ou un petit pain de restaurant, accompagné du beurre, on peut considérer qu'il représente environ 250 calories, soit l'équivalent d'un steak haché grillé avec une salade verte ou d'un dessert modérément sucré !

– Ne pas boire de vin : c'est une boisson calorique, je ne vous apprends rien. Il n'y a pas de différence entre une coupe de champagne, un verre de vin et un apéritif : environ 100 kcal chacun. De plus, l'alcool nous désinhibe et nous fait plus facilement craquer.

Un menu de restaurant idéal

Pour autant, le restaurant reste l'une des meilleures soupapes de sécurité d'un régime, à condition de respecter le menu que je vous suggère ci-dessous, qui tient compte des cartes que l'on voit dans la plupart des établissements.

Autre astuce pour ne pas céder à la tentation : faites rapidement votre choix.

Hors-d'œuvre possibles :

– 1 tranche de saumon + 1 toast (on évite les blinis, la crème fraîche, le beurre)

ou

– Crustacés à volonté + 2 cuillerées à café de mayonnaise (on évite le pain grillé ou le pain de seigle avec le beurre, à la limite on peut tolérer une tranche de pain de seigle maximum)

ou

– 1 salade composée au choix (sans foie gras). N'ayez pas peur de prendre des salades aussi appétissantes que celles avec chèvre chaud, artichauts poivrade, tomates-mozzarella ou autres. Évitez bien entendu d'utiliser le pain, et laisser la sauce au fond de l'assiette si possible

ou

– 1 carpaccio en contrôlant l'huile (on peut savourer aussi bien les carpaccios de poisson que ceux de viande)

ou

– 1 salade au crabe ou aux crevettes

ou

– 6 sushi ou 6 raviolis ou un rouleau de printemps (évitez cependant les raviolis frits, les sushis très compliqués, mais les produits avec de l'avocat sont autorisés ; ne confondez pas les rouleaux de printemps avec les nems).

Plats principaux possibles :

– Une portion de viande ou équivalence (poissons, éventuellement certains abats signalés dans les listes d'équivalences) + 2 cuillerées à soupe de sauce, accompagnée exclusivement de légumes ; si vous décidez de prendre des féculents, il faudra les éviter le soir

ou

– 6 sushis

ou

– 6 raviolis de plus.

Vous avez le choix, en plus, pour accompagner le repas entre :
– 2 verres de vin ou 1 apéritif + 1 verre de vin

ou

– 2 boules de sorbet ou une petite part de tarte ou 1 île flottante + 2 cuillerées à café de sauce

ou

– 60 grammes de pain, c'est-à-dire deux petits morceaux, ou un petit pain industriel.

Voilà comment, sans nuire au régime, prendre un repas au restaurant est possible. Pas d'écart, mais le plaisir de manger est conservé. Comment résister ?

Chapitre 38

Que faire pour récupérer un écart ?

Craquer un jour n'est pas un drame. C'est même sain, et possible pour se réserver des phases de plaisir. Le tout est de penser, ensuite, à compenser cet écart légitime.

Le principe (que j'ai élaboré voici quelques années) est simple : récupérer l'écart par un repas de « remboursement » dès le suivant. Pourquoi ? Parce qu'après un repas riche en calories, abaisser le prochain permet de faire une moyenne des deux beaucoup plus proche des règles du régime que si l'on attend.

Attention : cette technique ne concerne que les repas, jamais le petit déjeuner ou les collations.

C'est également une façon de se déculpabiliser : non, les écarts ne sont pas catastrophiques, ils donnent des aérations au régime et permettent de ne pas vivre celui-ci avec souffrance. Mais, comme tout foutre en l'air serait dommage, mieux vaut créer un nouvel équilibre dans les jours qui suivent en vue de compenser l'excès.

Un repas de substitution en cas d'écart

Pendant des années, j'ai moi-même utilisé le repas de compensation suivant après un repas copieux :

– trois blancs d'œuf durs

– un fromage blanc à 0 %

– des fibres sans matière grasse, c'est-à-dire des légumes, ou des crudités, ou même un potage du commerce.

Les légumes et les crudités assurent, par leur apport en fibres, le rassasiement, tandis que les œufs maintiennent une bonne teneur en protéines pour masquer la sensation de faim et assurer un peu de satiété.

Grossièrement, il s'agit d'un repas aux alentours de 250 kcal, que l'on pourrait composer de mille manières différentes. Comme, ces derniers temps, les blancs d'œuf semblent moins séduire mes patients, j'ai modifié le menu des deux manières suivantes :

– 100 grammes de jambon dégraissé découenné ou 125 grammes de jambon de volaille

– une assiette de légumes sans matière grasse ou une assiette de crudités sans assaisonnement gras

– un fromage blanc ou un yaourt à 0 %.

ou

– 500 grammes de fromage 0 %

– des légumes sans matière grasse ou crudités sans assaisonnement gras.

Ce système est aussi utile en phase de stabilisation, et aisé à appliquer si on l'a déjà mis en place durant le régime.

Attention : il faut recourir à ce repas de substitution de manière occasionnelle, deux ou trois fois maximum par semaine, et non en faire un régime à part entière !

Enfin, il est possible de le coupler à un jeûne ou un régime à 900 calories, lorsque la perte de poids n'est pas conforme à nos espérances.

CHAPITRE 39

Que faire en période de stabilisation ?

Combien de fois ai-je entendu, en consultation : « J'ai repris tous mes kilos, parce que je n'ai pas su me stabiliser » ! Une phrase prononcée la mine triste, une sorte de culpabilité dans le regard, mêlée de déception et même de désarroi.

Halte à la désolation : ne pas tout réussir du premier coup n'est ni un drame ni une faute, mais un aléa normal d'un régime. Et la période de stabilisation s'avère difficile pour tout un chacun. Pour autant, il existe des solutions.

Des données à connaître

Seule une prise de poids accidentelle, survenant pour la première fois dans une vie, est susceptible de régresser grâce un régime sans jamais récidiver. Aussi, regagner des kilos après un régime est-il courant. De fait, la plupart des pratiquants étant génétiquement constitués pour prendre du poids malgré le nouveau modèle alimentaire qu'ils ont adopté, une personne qui a besoin de suivre des régimes à répétition pour maintenir ou voir osciller l'aiguille de sa balance n'en aura jamais fini avec les consignes diététiques.

La solution serait de modifier durablement notre comportement alimentaire pour arriver à ajuster notre consommation selon notre dépense d'énergie. Ayant pris du poids en raison de ce déséquilibre, nous en reprenons, parce que nous revenons à une situation de déséquilibre. Malgré tout ce que nous avons appris durant le régime, les habitudes nutritionnelles, héritage familial, reflet de notre personnalité, conséquence de notre situation socio-économique, reviennent en force.

Or, s'il est complexe de modifier un comportement alimentaire, c'est la *seule* manière d'arriver à obtenir une stabilisation.

Entendre « modifier le comportement alimentaire » signifie accepter de « contrôler en permanence sa nourriture » en vue de corriger de mauvaises habitudes.

À une époque et dans un monde où les tentations sont permanentes, quelle cruelle épreuve pour les personnes ayant un goût prononcé pour la nourriture, pour les amateurs de bonnes choses, que d'être contraintes de suivre un régime.

Comme chacun de nous a ses goûts propres, comme très souvent « diététique » rime dans l'esprit de beaucoup avec « nourriture triste et fade », le challenge consiste donc (dans les périodes de stabilisation) à retrouver le plaisir de manger sans oublier ce qu'on a appris... voire enduré.

Aussi, il me paraît utile de prolonger le régime, non pour faire souffrir les gens, mais pour les accoutumer à de nouveaux goûts, de nouvelles saveurs, de nouvelles habitudes culinaires. Par exemple en remplaçant une sauce à la crème par une autre plus légère, utilisant jus de cuisson ou aides culinaires (des produits qui servent à épaissir les jus, les fonds de sauce...).

Impossible donc pour moi de cacher la vérité sur ce sujet : la stabilisation étant un exercice long et difficile, la seule solution est de la rendre supportable en faisant tout pour devenir un bon cuisinier diététique.

La méthode de stabilisation la plus simple

Dès que l'on comprend qu'une reprise de kilos est quasi inéluctable si l'on renoue avec les habitudes alimentaires d'avant le régime, la balance se transforme en outil ultra précieux pour qui veut éviter ce piège. Car les pèse-personnes ont bien changé aujourd'hui : connectés, ils conservent en mémoire notre poids durant de longues années, ce qui constitue un excellent indicateur de nos comportements. Cela dit, on peut très bien noter soi-même ses kilos sur un carnet, sur son ordinateur, son smartphone, que sais-je encore, toutes les semaines ou deux fois par semaine, afin de vérifier leur évolution.

Quoi qu'il arrive, il ne faut jamais constater de prise de plus de deux kilos, loi absolue si l'on désire maintenir son poids idéal. En cas de dépassement, la solution est simple : reprendre le régime le temps qu'il faudra pour revenir au poids préalable.

Cette méthode permet de renouer avec une alimentation « quasi normale », à condition de se préparer à suivre régulièrement des tranches de régime de huit à quinze jours afin de compenser.

Une méthode arithmétique

Autre option : dès la fin d'une cure d'amaigrissement (terme déterminé quand vous avez atteint votre poids cible), se considérer en régime mi-temps. Autrement dit, se voir la moitié de la semaine au régime, l'autre non. Ce qui laisse beaucoup plus de liberté, puisque nous pouvons manger à notre guise une partie du temps, sans se laisser dépasser par les excès. Et maintient les sens comme l'intelligence en alerte : les dérapages seront contrôlés, parce que vus, compris et compensés.

Une méthode repas par repas

Autre solution, le « repas-repas ». Cette pratique a longtemps servi dans les hôpitaux ; elle consistait à dire au patient qu'une fois le régime terminé, au cours de chaque repas, il devrait mixer les produits de régime avec d'autres produits plus appétissants. En clair : on peut choisir un hors-d'œuvre attirant à condition de manger ensuite une viande non assaisonnée accompagnée de légumes et un dessert traditionnel comme un yaourt et un fruit, le tout accompagné d'un morceau de pain.

D'autres préféreront une salade agrémentée d'une viande et de légumes, faiblement assaisonnée, et finir par un dessert de leur choix.

En définitive, la stabilisation n'est qu'une méthode approximative, puisque les consignes ne sont ni chiffrées ni organisées jusqu'à la fin de nos jours. Seule une attention permanente autour de son poids, couplée éventuellement avec un exercice physique, permettra de le conserver.

La nécessité de l'exercice physique

J'ai déjà expliqué dans ce livre combien l'exercice physique est un acte d'engagement, mais peut être utile pour accroître la dépense d'énergie, d'où l'amélioration de l'amaigrissement. Continuer un sport après un régime compense les écarts inévitables comme le déséquilibre conso-dépense d'énergie retrouvé. En outre, conserver une musculature suffisante évite des reprises de poids trop rapides.

Les pièges à éviter en phase de stabilisation

Je ne saurais finir ce chapitre sans vous mettre en garde contre certaines circonstances ou périodes dangereuses pour les régimes, donc pour la stabilisation.

Il s'agit des vacances, des fêtes de fin d'année et des accidents de vie. En bref, de tout ce qui vous fera oublier quelque temps que vous avez eu du mal à perdre du poids.

Dans ces moments plus encore qu'en temps ordinaire, la surveillance doit pourtant rester le maître mot de votre quotidien nutritionnel.

Épilogue

Au terme de cet ouvrage que je souhaite avoir été copieux mais pas indigeste, j'espère deux choses : *primo*, que vous ayez appris à « mieux » manger, en somme que vous sachiez vous nourrir sainement malgré les innombrables tentations qui nous entourent. Et, *secundo*, corollaire de mon premier espoir, que mes conseils et ce que d'aucuns baptisent « la méthode Cohen » parviennent à vous faire atteindre et conserver durablement le poids idéal qui est le vôtre. En fait, que votre rêve soit devenu *sainement* réalité.

Certes, vous connaîtrez des phases de doute, de rage peut-être, de désillusion, mais sachez qu'elles sont normales tant il est difficile de remettre en question les idées reçues et les habitudes alimentaires ancrées dans les familles depuis des générations. Sachez, a contrario, que ces périodes ne doivent jamais vous conduire à baisser les bras. Un régime, en soi, n'est pas une partie de plaisir même, si je m'efforce, vous l'avez vu, de vous préserver de nombreuses plages de plaisir. Mais lorsque vous aurez atteint votre objectif initial, lorsque vous constaterez dans le regard de vos parents, de vos proches, de vos amis, combien l'image qu'ils ont de vous a changé, lorsqu'ils vous le diront de vive voix, lorsque vous-même admirerez dans un miroir la nouvelle silhouette qui sera la vôtre, imaginez le bonheur que vous éprouverez !

Un bonheur décuplé, parce que vous aurez appliqué une méthode équilibrée adaptée aux modes de vie actuels, efficiente durablement, sans jamais avoir une seule fois mis en péril votre santé.

Quelque chose me dit même que, de mon régime, vous deviendrez le premier porte-parole.

Et si vous souhaitez d'autres conseils, retrouvez-moi sur www.savoirmaigrir.tv.

ANNEXES

Annexe 1

Important : révisez les modes de cuisson pour bien vous en servir

Tout régime devant éviter la monotonie, varier les modes de cuisson s'impose. Or il existe mille et une façons de cuire, acte qui modifie la consistance des aliments, leurs saveurs, mais aussi les rend consommables sans danger. C'est pourquoi la cuisson est très importante dans les régimes : c'est par elle et grâce à elle qu'on peut rendre les aliments choisis agréables à manger, les transformer et les associer pour renouveler les goûts, les saveurs et faire en sorte que le régime soit le moins monotone possible. Cuire les aliments aide aussi à leur digestion et à leur assimilation par l'organisme. En ce qui concerne les fruits et les légumes, la cuisson a pour propriété essentielle de les ramollir tout en conservant leurs fibres.

Retenons cependant que cuire les aliments à l'eau froide leur fait perdre une partie de leur valeur protéique, car certaines protéines, sous leur forme d'acides aminés, se diffuseront dans l'eau. C'est pour cela que l'on favorise les cuissons à l'eau bouillante, notamment pour le riz ou les pâtes. Mais ce qui est valable pour l'eau ne l'est pas forcément pour l'huile : de trop fortes températures détruisent les vitamines et peuvent transformer n'importe quelle bonne huile en mauvaise huile.

Si la cuisson des aliments est très importante pour leur saveur, elle l'est aussi pour notre santé. On sait aujourd'hui qu'on peut éviter ou retarder l'apparition de démence et de syndrome métabolique en veillant à privilégier des modes de cuisson, plus doux que le barbecue ou le four, comme la cuisson à la vapeur ou en faisant mijoter à feu doux les aliments, pour éviter la formation de produits de glycation lors de la cuisson[1]. La cuisson des aliments est en définitive un ensemble de réactions chimiques. Ces réactions peuvent aussi créer des molécules indésirables. Une cuisson trop importante a donc des effets toxiques et même parfois cancérigènes. Afin d'éviter ce genre de réaction, il faut limiter les cuissons trop chaudes ou trop longues. Dans le même temps, les légumes seront préservés et garderont leurs nutriments essentiels comme les vitamines et minéraux.

> Il ne faut pas faire chauffer votre poêle à plus de 180 °C. Au-delà de 180 °C, l'huile ou le beurre se mettent à dégager des fumées qui sont considérées aujourd'hui comme cancérigènes. Voilà pourquoi les friteuses maisons ne sont pas recommandées.

Quelques modes de cuisson

La poêle

C'est le mode de cuisson privilégié. C'est par ailleurs un bon mode de cuisson. Comme les aliments attachent

1. Des chercheurs de l'Icahn School of Medicine de Mount Sinai, de l'université de Pavie et du George Institute d'Australie ont mené des expériences sur l'effet des produits de glycation avancée, ou AGEs (Advanced Glycation and Products) sur le développement de démences de type Alzheimer, et l'accélération du déclin cognitif.

à la poêle à la cuisson, on utilise en général des poêles avec des revêtements antiadhésifs. Mais ces poêles se dégradent assez rapidement, présentant l'inconvénient, au bout de quelque temps, de nous faire manger du Téflon. Les nouvelles matières qui apparaissent, que ce soit le verre ou la pierre, sont une alternative formidable. Rappelons tout de même que la cuisson à la poêle ne doit pas se faire avec des matières grasses en cas de régime, et qu'il suffit simplement de la graisser avec un chiffon huilé pour faire en sorte que les aliments n'attachent pas. Une cuisson avec matière grasse modifie l'aspect diététique de l'aliment : par exemple, les pommes de terre absorbent à la cuisson à l'huile environ 18 % de matière grasse, alors que les courgettes absorbent jusqu'à 45 %.

Le wok

Le wok est une poêle asiatique. La cuisson au wok se fait avec un peu d'huile au fond du récipient. Cela permet de faire sauter rapidement, à feu vif, avec très peu de matières grasses, viandes, poissons et légumes découpés en petits morceaux et remués souvent au cours de la cuisson, et de leur conserver saveur, croquant et qualités nutritionnelles.

La cuisson au wok est considérée par certains spécialistes comme la plus cancérigène (avec celle au barbecue). En effet, la cuisson au wok atteint des températures très élevées (comme au barbecue). Le contact d'un aliment avec une flamme crée des *substances nocives*. Mais pas de panique, ce n'est pas un wok (ou un barbecue) de temps à autre qui va causer un cancer. Ce qui compte, c'est de varier les modes de cuisson et d'utiliser des cuissons saines au quotidien.

La plaque

Équivalente à la poêle, mais plus ludique et plus rapide, parce que la surface de cuisson est plus importante et que l'on y met plusieurs aliments à cuire en même temps. Elles présentent exactement les mêmes avantages et les mêmes inconvénients que la poêle.

Pour ces trois modes, même avec un usage faible de matière grasse, il est important de ne pas prolonger la cuisson des aliments, d'éviter la carbonisation, de bien choisir son huile et d'éviter que cette dernière ne surchauffe.

Choix de l'huile

Plus une huile est riche en acides gras saturés, plus son point de fumage (température à laquelle l'huile commence à fumer) sera élevé et plus celle-ci sera résistante à la chaleur. Une huile raffinée a un point de fumage plus élevé que la même huile non raffinée.

On privilégie alors les huiles au point de fumage le plus élevé pour la cuisson.

Point de fumage des huiles :

– Huile d'olive : 242° C.

– Huiles d'arachide, de tournesol oléique, de sésame, de soja : 232° C.

– Huile de pépin de raisin : 216° C.

– Huile de colza, de noix : 204° C.

La friture

Il est possible de consommer des aliments frits durant un régime, à condition de ne pas dépasser deux fritures par semaine et de suivre quelques indications.

Les huiles utilisées en friture impliquent une surveillance particulière, car les triglycérides se dégradent au long des cycles d'utilisation. Un filtrage après chaque usage et un changement toutes les cinq utilisations sont conseillés.

Au-delà, l'oxydation de l'huile, accélérée par la température, donne naissance à des composés capables de stabiliser les bulles de vapeur émises par les aliments en train de frire qui s'empilent à la surface du bain : l'huile mousse. Il est conseillé de jeter une huile qui a moussé ou fumé même si cela apparaît dès les premières fritures, ce qui peut être le cas avec des préparations particulièrement riches en beurre et/ou en jaunes d'œuf.

Il faut donc choisir de préférence des huiles au point de fumage élevé, ou vérifier que votre huile porte l'indication « pour friture ». Attention à certains mélanges qui peuvent contenir de l'oléine de palme et donc une quantité excessive d'acides gras saturés.

La cuisson au four

Il s'agit d'une cuisson sèche, sauf pour ceux qui ont la chance d'avoir des fours à vapeur humide. Elle est intéressante pour dessécher un aliment en même temps qu'on le cuit, particulièrement les volailles et les rôtis, car elle permet de conserver au produit son goût et sa valeur diététique.

La vapeur douce

Proche de 100° C, ce mode de cuisson atteint la température nécessaire pour détruire la plupart des agents microbiens, et limite la formation des produits nocifs. L'aliment est placé dans un panier perforé muni d'un couvercle, sous lequel on fait bouillir de l'eau qui se transforme en vapeur. Les Cuit-vapeur plus modernes ont remplacé les passoires de nos grands-mères et sont vraiment très utiles pour à la fois conserver les saveurs, mais aussi tous les nutriments. Afin d'écourter le temps de cuisson, pensez à couper vos légumes avant de les placer dans le panier perforé.

L'autocuiseur (ou autoclave)

C'est la fameuse Cocotte-minute. À l'intérieur, la température dépasse 100° C, mais la cuisson est rapide, avec peu d'eau, ce qui limite la perte en vitamines et minéraux et préserve la saveur des aliments. Son avantage est essentiellement le gain de temps, puisqu'il est réduit de 70 %.

Le four à micro-ondes

Pas toujours précédé d'une bonne réputation, le four à micro-ondes, à y regarder de plus près, n'est en rien une mauvaise solution. Il est désormais considéré comme inoffensif et la cuisson aux micro-ondes conserve mieux les vitamines que celle à l'eau. C'est une cuisson parfaite à condition d'utiliser des récipients en verre, en céramique, voire en pierre pour réchauffer les aliments ou même les cuire, et non en plastique.

Le barbecue

Au barbecue, les aliments sont cuits par contact et rayonnement de la chaleur. Les flammes issues du gaz ou du charbon de bois vont déborder et lécher l'aliment. Cette cuisson présente l'avantage de ne pas nécessiter d'ajout de matières grasses. Toutefois, si les aliments sont saisis de manière trop forte ou en cas de contact direct avec la flamme, il y a carbonisation et ainsi formation de composés qui peuvent s'avérer cancérigènes.

Cinq astuces pour une utilisation optimale du barbecue :

– Allumez le barbecue à l'avance, de manière qu'il n'y ait plus de flammes et que vous puissiez cuire les aliments par la chaleur de la braise.

– Disposez la grille au minimum à 10 cm du foyer pour éviter toute carbonisation.

– Privilégiez les viandes maigres afin d'éviter que la graisse ne tombe sur les braises et provoque des flammes.

– Si vous préparez des brochettes, composez-les avec des aliments ayant un temps de cuisson comparable pour éviter que certains morceaux soient carbonisés et d'autres insuffisamment cuits. Adaptez la taille des morceaux.

– Nettoyez bien les grilles, une fois refroidies, de leurs petits résidus après chaque utilisation.

L'utilisation de barbecues électriques ou de planchas permet de ne pas avoir de flammes et d'empêcher la carbonisation.

ANNEXE 2

Important : préparez vos propres sauces diététiques

Mon régime mise beaucoup sur la lutte contre la monotonie alimentaire. Laquelle passe par une richesse gustative des accompagnements, donc des sauces à la fois savoureuses et diététiques. Comme les produits dits light vendus dans le commerce ne le sont pas forcément, voici des recettes de sauces chaudes et froides à la fois délicieuses et légères.

5 sauces chaudes

Le pesto

Ingrédients pour 1 personne :

- 1 bouquet de basilic frais
- 7 grammes de pignons de pin
- 1 cuillère d'huile d'olive
- 10 grammes de parmesan
- 1 gousse d'ail
- Sel

Marche à suivre :

Dans une poêle à revêtement antiadhésif, faire griller à sec les pignons de pin.

Laver le bouquet de basilic et bien l'essorer.

Mixer tous les ingrédients ensemble jusqu'à obtenir une pâte bien homogène.

Bon appétit !

Ce pesto peut se conserver plusieurs jours au réfrigérateur et même être congelé.

Lors de son utilisation, vous pouvez le diluer dans un peu d'eau de cuisson des pâtes ou des légumes.

Béchamel maison

Ingrédients pour 1 personne :

- 10 grammes de fécule de maïs
- 150 ml de lait écrémé
- 1 pincée de noix de muscade râpée
- Sel, poivre

Marche à suivre :

Dans un bol, délayer la fécule de maïs avec un peu de lait froid.

Porter à ébullition le reste du lait dans une casserole.

Verser le lait chaud dans le récipient contenant la fécule de maïs, bien mélanger, puis reporter le tout sur le feu jusqu'à épaississement sans cesser de remuer.

Assaisonner de sel, poivre et noix de muscade.

Napper la préparation de votre choix.

Sauce tomate maison

Ingrédients pour 1 personne :

- 1 tomate bien mûre
- 5 cm de céleri branche

- ⅔ feuilles de basilic thaï
- ½ gousse d'ail
- ½ échalote
- 1 morceau de sucre
- 1 à 2 cuillères d'huile d'olive
- Sel, poivre

Marche à suivre :

Laver, peler la tomate, puis l'épépiner et la couper en quartier.

Dans une casserole, à feu moyen, verser l'huile d'olive, les dés de tomate, les dés de céleri, l'échalote hachée, la demi-gousse d'ail.

Remuer de temps en temps.

Ajouter le sucre, le sel et le poivre, continuer à remuer.

Baisser le feu si cela cuit trop vite.

Ajouter un peu d'eau (1 cuillère à soupe environ).

Laisser cuire environ 20 minutes, puis sortir du feu.

Mixer le tout et ajouter le basilic juste avant de servir.

Sauce à l'échalote

Ingrédients pour 1 personne :

- 2 échalotes
- 100 grammes de fromage blanc nature 0 % de MG
- Sel, poivre

Marche à suivre :

Émincer finement les échalotes.

Dans une poêle à revêtement antiadhésif sans matière grasse, faire fondre les échalotes à feu doux avec un peu d'eau au besoin.

Quand elles sont transparentes, verser le fromage blanc, mélanger sans cesse, toujours à feu doux, juste quelques minutes.

Saler, poivrer, servir immédiatement avec votre volaille ou votre poisson prévu au repas.

On peut y ajouter du basilic ou du persil.

Marinade au miel

Ingrédients pour 1 personne :

- 1 cuillère de miel liquide
- Le jus d'un demi-citron
- 1 échalote
- 1 cm de gingembre frais
- 1 cuillère à soupe de coriandre ciselée
- Sel, poivre en grains

Marche à suivre :

Râper le gingembre, éplucher et émincer l'échalote.

Dans un saladier, délayer le miel avec le jus de citron. Ajouter l'échalote, le gingembre et la coriandre. Saler et poivrer.

Incorporer la viande en morceaux et laisser mariner au réfrigérateur minimum 1 heure et pour plus de saveur toute une nuit.

Faire revenir les morceaux de viande égouttés, puis ajouter la marinade et laisser caraméliser quelques minutes.

Sauces froides

Sauce vinaigrette maison

Ingrédients pour 1 personne :

– 1 à 2 cuillères d'huile (colza, noix, olive…)
– 1 cuillère de moutarde
– Eau (à ajouter selon la texture désirée)
– Vinaigre au choix : vin rouge, balsamique, framboise, cidre… ou jus de citron à volonté
– Sel, poivre, épices, herbes (selon votre goût)

Marche à suivre :

Mélanger tous les ingrédients. Assaisonner de sel et de poivre.

Cette base pourra se conserver plusieurs jours au réfrigérateur.

Ajouter de nombreux ingrédients mixés pour l'émulsionner comme : des tomates mixées (ou jus de carottes ou autres jus de légumes et fruits), des herbes et éventuellement un peu de yaourt ou fromage blanc nature. L'équivalent d'1 cuillère à soupe de ces ingrédients suffit.

Sauce à la mangue, lait de coco et gingembre

Ingrédients pour 1 personne :

– 2 cuillères à soupe de lait de coco
– ¼ de mangue
– ½ centimètre de gingembre râpé
– 1 pincée de curcuma
– Sel, poivre

Marche à suivre :

Peler la mangue et la découper en dés.

Dans le bol d'un mixer, placer les dés de mangue, le lait de coco, le gingembre et le curcuma et pulser jusqu'à ce que le mélange soit bien lisse.

Rectifier l'assaisonnement et napper vos légumes ou votre portion de viande.

Crème citronnée à la ciboulette

Ingrédients pour 1 personne :

– 3 cuillères à soupe de crème allégée à 3 % de MG
– ½ citron
– 5 brins de ciboulette fraîche
– Mélange de poivre et baies roses
– Sel

Marche à suivre :

Laver et ciseler finement la ciboulette.

Presser le demi-citron.

Mélanger la crème avec le jus de citron et la ciboulette ciselée. Saler, ajouter le poivre et les baies roses.

Mayonnaise diététique

Ingrédients pour 4 personnes :

– 200 grammes de fromage blanc nature 0 % de MG
– 1 jaune d'œuf dur
– 1 cuillère de moutarde
– ¼ de citron
– 2 cuillères à soupe de persil haché (ou ciboulette, estragon, cerfeuil, menthe…)
– ½ cuillère de curcuma (ou safran, paprika, curry…)
– Sel, poivre

Marche à suivre :

Cuire l'œuf 8 à 10 minutes dans une casserole d'eau bouillante. Laisser refroidir puis prélever le jaune d'œuf dur.

Émietter ce dernier et le mélanger à la moutarde.

Verser peu à peu le fromage blanc en remuant la sauce et terminer en ajoutant quelques gouttes de jus de citron.

Ajouter, au choix, des herbes aromatiques ciselées (ciboulette, estragon, cerfeuil, menthe) ou des épices (curry, safran, paprika...) selon le plat que la sauce accompagne.

Saler et poivrer puis réserver au frais jusqu'au service.

Sauce aux câpres

Ingrédients pour 1 personne :

- 100 grammes de fromage blanc nature 0 % de MG
- ¼ d'oignon
- ¼ de jus de citron
- 1 cuillère de câpres
- Sel, poivre

Marche à suivre :

Ciseler l'oignon finement, presser le jus de citron. Mélanger tous les ingrédients ensemble.

Réserver au frais jusqu'au service, à déguster avec votre accompagnement !

Remerciements

Merci à Thierry, Simone et Gilles, mes complices de toujours.

Merci à Sophie D., Valérie E., Gaëlle et Rémi, qui me conseillent si bien.

Merci à Delphine, Isabelle, Lucie et Solenne, ma géniale équipe de diététique.

Table

TROISIÈME PARTIE
Savoir remettre les choses à plat et ne pas se laisser berner par des contrevérités nutritionnelles

QUATRIÈME PARTIE
Comprendre comment sera vécu le régime

CINQUIÈME PARTIE
Votre nouveau régime 100 % efficace, 100 % durable : le « 2 repas, 1 en-cas »

SIXIÈME PARTIE

Que faire si…

Annexes

NORD COMPO
multimédia

Composition et mise en pages
Nord Compo à Villeneuve-d'Ascq

Cet ouvrage a été achevé d'imprimer en février 2015
dans les ateliers de Normandie Roto Impression s.a.s.
61250 Lonrai
N° d'édition : L01ELKN000546.A003
N° d'impression : 1500664
Dépôt légal : janvier 2015

Imprimé en France